ICF in der Pflege

ICF in der Pflege

Manuela Malek, Ingrid Nickel, Andreas Seidel

Manuela Malek,
Ingrid Nickel,
Andreas Seidel

ICF in der Pflege

Praxishandbuch zur Internationalen Klassifikation der Funktionsfähigkeit, Behinderung und Gesundheit (ICF) für Pflegefachpersonen

hogrefe

Manuela Malek, Gesundheits- und Kinderkrankenpflegerin, Pflegewissenschaftlerin (M. Sc.),
Universität Witten/Herdecke
Department für Pflegewissenschaft
Lehrstuhl für Pflegewissenschaft
Alfred-Herrhausen-Straße 50
58448 Witten
E-Mail: manuela.malek@uni-wh.de

Ingrid Nickel, Krankenschwester, Palliative-Care-Fachkraft, Wundexpertin ICW
E-Mail: min.nickel@t-online.de

Prof. Dr. med. Andreas Seidel, Professur für Sozialpädiatrie, ICF-Trainer
Hochschule Nordhausen
Weinberghof 4
99734 Nordhausen
E-Mail: andreas.seidel@hs-nordhausen.de

Bibliografische Information der Deutschen Nationalbibliothek
Die Deutsche Nationalbibliothek verzeichnet diese Publikation in der Deutschen Nationalbibliografie; detaillierte bibliografische Daten sind im Internet über http://www.dnb.de abrufbar.

Anregungen und Zuschriften bitte an:
Hogrefe AG
Lektorat Pflege
z.Hd. Jürgen Georg
Länggass-Strasse 76
3012 Bern
Schweiz
Tel. +41 31 300 45 00
info@hogrefe.ch
www.hogrefe.ch

Lektorat: Jürgen Georg, Martina Kasper, Sandro Bomio
Redaktionelle Bearbeitung: Thomas Sonntag
Herstellung: René Tschirren
Umschlagabbildung: Getty Images/hidesy
Umschlag: Claude Borer, Riehen
Satz: punktgenau, Bühl
Druck und buchbinderische Verarbeitung: Finidr s.r.o., Český Těšín
Printed in Czech Republic

1. Auflage 2023

(E-Book-ISBN_PDF 978-3-456-96256-6)
(E-Book-ISBN_EPUB 978-3-456-76256-2)
ISBN 978-3-456-86256-9
https://doi.org/10.1024/86256-000

Inhaltsverzeichnis

1 ICF-Klassifikation der WHO

Die ICF ist wie die ICD Teil der WHO-Klassifikationsfamilie. Anders als bei der ICD, die auf die Klassifizierung von Gesundheitsproblemen (Krankheiten, Gesundheitsstörungen, Verletzungen usw.) fokussiert, werden bei der ICF Funktionsfähigkeit und Behinderung, verbunden mit einem Gesundheitsproblem, in den Blick genommen und klassifiziert. Unter Heranziehung des bio-psycho-sozialen Modells steht der Zusammenhang zwischen einem Gesundheitsproblem und seinen Auswirkungen auf das Leben des Menschen im Mittelpunkt. Die ICF wurde 2001 von der Weltgesundheitsorganisation verabschiedet.

1.1 Von der Diagnose zum Gesundheitszustand

Die Abkürzung ICF steht für International Classification of Functioning, Disability and Health – der Titel der deutschsprachigen Fassung lautet: Internationale Klassifikation der Funktionsfähigkeit, Behinderung und Gesundheit. Die ICF gehört zur Familie der internationalen Klassifikationen, die von der Weltgesundheitsorganisation der Vereinten Nationen (WHO) für die Anwendung auf verschiedene Aspekte der Gesundheit entwickelt worden sind. Sie bieten einen Rahmen für die Beschreibung eines breiten Spektrums von Informationen über gesundheitliche Themen und verwenden eine standardisierte Sprache, die die Kommunikation über Gesundheit und Gesundheitsversorgung weltweit in verschiedenen Disziplinen und Wissenschaften ermöglichen soll (DIMDI, 2005, S. 9; WHO, 2001, S. 3).

Aktuell gibt es in Deutschland noch zwei Versionen, eine für Erwachsene (ICF) und eine Version für Kinder und Jugendliche (ICF-CY; C steht dabei für children/Kinder und y für youth/Jugendliche) (WHO, 2007; Hollenweger, 2017). Die ICF-CY wurde in deutscher Sprache erstmals 2011 veröffentlicht. Im Jahr 2021 hat die WHO entschieden, beide Versionen der ICF (also die Version für Erwachsene und die für Kinder und Jugendliche) zusammenzuführen. Deshalb wird in diesem Buch im Weiteren der Begriff ICF für beide Versionen benutzt. Sobald die deutsche Übersetzung für die gemeinsame Version der ICF in Deutschland vorliegt, wird also nur noch eine ICF-Version für alle Menschen in der Praxis genutzt werden.

Mit der ICF soll der individuelle Gesundheitszustand als aktueller Gesundheitsstatus eines Menschen näher beschrieben werden. Eine solche Beschreibung soll ausdrücken, wie es einem Menschen mit einer Gesundheitsstörung im Alltag geht (als „Ist-Zustand"). Die alleinige Beschreibung durch eine Diagnose (z. B. Diabetes mellitus, Apoplex oder Depression) ist dafür nicht ausreichend, weil eine Diagnose allein nicht ausreichend beschreibt, ob und welche Unterstützungen (z. B. bei der Pflege) eine Person aktuell im Alltag benötigt. Für die Beschreibung des aktuellen Gesundheitsstatus einer

Person werden daher die Aktivitäten und die Teilhabe eines Menschen in Form von neun Lebensbereichen erfasst und zusätzlich bestimmte Kontextfaktoren (z. B. die materielle Umwelt, andere Menschen im Umfeld, Einstellungen anderer Menschen/der Gesellschaft) herangezogen. Die Klassifikation der ICF basiert auf einem bio-psycho-sozialen Modell. Das bedeutet, dass psychosoziale Faktoren ebenso und gleichberechtigt betrachtet werden wie biologisch-medizinische Aspekte, welche für die jeweilige Person von Bedeutung sind.

Die WHO stellt mit der ICF eine einfach zu lernende gemeinsame Sprache zur Verfügung mit dem Ziel, die Kommunikation zwischen verschiedenen Benutzergruppen (Menschen mit Beeinträchtigungen und Fachleute) zu verbessern. Die ICF ist universell anwendbar und kann auf alle Menschen bezogen werden, nicht nur auf Menschen mit Behinderungen (Mukaino et al., 2020; WHO, 2001, 2007).

Die Klassifikation der ICF wurde unter Mitwirkung von Fachleuten aus den Gesundheitswissenschaften, der Medizin, Pädagogik, Pflege, Philosophie, Politik, Sozialarbeit sowie aus therapeutischen Berufen und der Selbsthilfe in verschiedenen Arbeitsgruppen der WHO auf der ganzen Welt ausgearbeitet. Sie wird kontinuierlich weiterentwickelt. Die Konzeption der ICF gründet also auf einem „interdisziplinären Kompromiss“ für eine Beschreibung von Gesundheitszuständen, den Fachleute aus dem Gesundheits- und Sozialbereich (aus allen Kontinenten der Erde) vereinbart haben. Diese Klassifikation besitzt keine eigentliche wissenschaftlich-theoretische Grundlage, sondern ist das Ergebnis eines auf unterschiedlichen Erfahrungen beruhenden Aushandlungsprozesses.

Im Jahr 2001 wurde die ICF von den Mitgliedsstaaten der WHO verabschiedet. In Deutschland wurde die deutsche Übersetzung 2005 veröffentlicht. Seitdem wird die ICF in Deutschland praktisch genutzt, zunächst insbesondere in der Sozialmedizin, Rehabilitation und Frühförderung von Vorschulkindern. Für die Pflegewissenschaft finden sich erste Publikationen zum Thema ICF seit 2008 (Müller et al., 2008). Die ICF-CY als die Version für Kinder und Jugendliche wurde 2007 von der WHO verabschiedet. Sie liegt in der deutschen Übersetzung seit 2011 vor (Seidel & Schneider, 2021).

Bekannter als die ICF ist für Fachkräfte im Gesundheitswesen eine andere Klassifikation aus der WHO-Klassifikationsfamilie: die ICD (International Statistical Classification of Diseases and Related Health Problems bzw. Internationale statistische Klassifikation der Krankheiten und verwandter Gesundheitsprobleme). Mit ihr werden Diagnosen wie z. B. Asthma, Diabetes oder Pneumonie beschrieben. Die ICD-Klassifikation ist die wesentliche Grundlage für die Abrechnung und Kostenerstattung im ambulanten (ärztliche, [psycho-]therapeutische Praxen) und stationären Sektor (Krankenhaus) in der deutschen Gesundheitsversorgung (WHO, 2011). Diagnosen werden mit der ICD standardisiert international dargestellt und beschreiben typische Befunde und Symptome von Krankheiten oder Störungen. Die ICD-Diagnosen haben für die klinische Arbeit (Medizin, Pflege, Therapie) sowie in der Forschung und Entwicklung von Behandlungsmethoden eine große Bedeutung. Aktuell ist in Deutschland die 10. Version der ICD in einer für Deutschland modifizierten Version als ICD-10-GM (German Modification) gültig. In Kürze erfolgt auch in Deutschland die Umstellung auf die Nachfolgerversion ICD-11, die bereits von der WHO verabschiedet wurde und am 1. Januar 2022 in Kraft trat. Die Einführung der ICD-11 zur Morbiditätskodierung wird aufgrund der hohen Integration der ICD im deutschen Gesundheitswesen und der damit verbundenen Komplexität noch mehrere Jahre in Anspruch nehmen und kann auch die für die Mortalitätskodierung angedachte flexible Übergangszeit von fünf Jahren überschreiten. Sowohl für die Mortalitätskodierung als auch für die Morbiditätskodierung gilt, dass bis zu einer Einführung der ICD-11 im jeweiligen Anwendungsbereich die ICD-10 weiterhin die gültige amtliche Klassifikation für Deutschland bleibt – ICD-10-WHO für Mortalität und ICD-10-GM für Morbidität

(BfArM, 2022a). Die erste Version der ICD-11 in der deutschen Übersetzung kann seit Mai 2022 im Internet auf den Seiten des BfArM (Bundesinstitut für Arzneimittel und Medizinprodukte) eingesehen werden und befindet sich in einem bereits begonnenen Qualitätssicherungsprozess in Kooperation mit den wissenschaftlichen medizinischen Fachgesellschaften, der voraussichtlich noch längere Zeit in Anspruch nehmen wird.

Die ICD-Diagnosen eines Menschen sagen allein aber nichts darüber aus, ob und inwieweit ein Mensch im Alltag relevante Beeinträchtigungen erlebt oder nicht und ob und, wenn ja, welche Pflegeleistungen notwendig sind. Wie es einer Person mit einer oder mehreren Diagnosen im Alltag geht – also wie gut ein Mensch im Alltag „funktioniert“ (Beschreibung der sogenannten Funktionsfähigkeit mithilfe der ICF) und ob ein Mensch im Alltag „behindert“ ist (mit Beeinträchtigungen von Aktivitäten und der Teilhabe) –, kann mit der ICF ergänzend beschrieben werden. Beide Klassifikationen, ICD und ICF, sind also komplementär und sollen gemeinsam benutzt werden, wenn Gesundheitsstörungen beschrieben werden (WHO, 2001, 2011).

Die Miteinbeziehung der ICF in die Pflegeperspektive kann für pflegebedürftige Menschen bedeutende Vorteile haben:

- Der Fokus wird stärker auf die „ganzheitliche“ Funktionsfähigkeit (Stärken *und* Schwächen bzw. Ressourcen *und* Beeinträchtigungen) aus Sicht des betroffenen Menschen im Alltag gerichtet.
- Die Betrachtung der Funktionsfähigkeit kann weniger stigmatisierend sein als der Fokus auf die Diagnose.
- Die Funktionsfähigkeit eines Menschen ist abhängig von Umweltfaktoren und kann durch diese positiv beeinflusst werden. Die Umweltfaktoren werden als Förderfaktoren und Barrieren identifiziert.
- Die ICF-Perspektive fördert den Austausch zwischen den Fachleuten und den Betroffenen (interdisziplinäre Zusammenarbeit).
- Die Beschreibung des Gesundheitszustandes mit der ICF ist individuell, sodass sich individuelle teilhabeorientierte Ziele in der Pflege- und Therapieplanung ableiten lassen.

Die WHO verfolgt mit der Entwicklung der ICF-Klassifikation die Absicht, eine gemeinsame und disziplinübergreifende Sprache für die Beschreibung von Gesundheitszuständen zur Verfügung zu stellen, um die Kommunikation zwischen verschiedenen Benutzergruppen (Fachleute aus dem Gesundheits- und Sozialwesen sowie aus der Forschung und Menschen mit Beeinträchtigungen und deren Angehörige) zu verbessern (WHO, 2001). Dabei wird der Fokus bei der Beschreibung des Gesundheitszustandes einer Person auf die mögliche oder beeinträchtigte Aktivität sowie auf die Teilhabe (Partizipation) am Leben in der Gemeinschaft und auf mögliche Barrieren bzw. Förderfaktoren im Bereich der Kontextfaktoren gelegt.

In § 13 des neunten Sozialgesetzbuches (Rehabilitation und Teilhabe von Menschen mit Behinderungen) ist ausgeführt, dass zur einheitlichen und überprüfbaren Ermittlung des individuellen Rehabilitationsbedarfs die Rehabilitationsträger systematische Arbeitsprozesse und standardisierte Arbeitsmittel (Instrumente) verwenden sollen. Diese Instrumente sollen eine individuelle und funktionsbezogene Bedarfsermittlung gewährleisten sowie die Dokumentation und Nachprüfbarkeit der Bedarfsermittlung sichern. Da Pflegeleistungen oft Bestandteil von Leistungen der Rehabilitationsträger sind (z. B. Krankenhaus oder stationäre Rehabilitation), ist die Pflege mit den Fachkräften, von denen sie erbracht wird, in diese Ermittlungen oft einbezogen.

Für Menschen mit Behinderungen und einem Pflegebedarf ist beispielsweise im Gesamt- oder Teilhabeplanverfahren oft eine Zusammenarbeit zwischen den Trägern der Eingliederungshilfe und der Pflegeversicherung notwendig. Ein Gesamtplanverfahren (nach § 117 SGB IX) wird ausgelöst, sobald ein Antrag auf Leistungen der Eingliederungshilfe gestellt wird. Wird ein weiterer Rehabilitationsträger miteinbezogen, so wird von einem Teilhabeplan gesprochen. Die gesetzliche Pflegeversicherung (mit ihren Regelungen nach SGB XI) ist mit Zustimmung der Leistungsberechtigten in diese Verfahren einzubeziehen, sobald Anhaltspunkte für eine Pflegebedürftigkeit nach dem SGB XI bestehen. Ebenso soll der Träger der Hilfe zur Pflege nach dem SGB XII an diesem Verfahren beteiligt werden. Die Abgrenzung der Leistungen nach den einzelnen Sozialgesetzbüchern erfolgt dann anhand des Zwecks der Leistung.

Während Leistungen der gesetzlichen Pflegeversicherung auf Hilfen im häuslichen Bereich abzielen (SGB XI; „Übernahme von Pflegeaktivitäten"), kommen Leistungen der Eingliederungshilfe bei darüber hinausgehenden Aktivitäten in Betracht (SGB IX; „Sozialpädagogische Befähigung von Klienten/Klientinnen"). Pflegerische Betreuungsmaßnahmen umfassen also Unterstützungsleistungen zur Bewältigung und Gestaltung des alltäglichen Lebens im häuslichen Bereich, während es bei den Maßnahmen der Eingliederungshilfe um (die Erreichbarkeit der) Teilhabeziele von Klient*innen (mit eigener Befähigung unter sozialpädagogischer Anleitung) geht (§ 103 SGB IX).

Bei einer Inanspruchnahme von Pflegesachleistungen (z.B. Unterstützung bei der Grundpflege, Hilfe bei der Nahrungsaufnahme, hauswirtschaftliche Versorgung) werden die Dienstleistungen eines Pflegedienstes in Anspruch genommen. Aktuell steht in Deutschland anspruchsberechtigten Personen dabei mehr als das Doppelte des Pflegegeldes zur Verfügung (Beispiel für Pflegegrad 3 [2022]: 1363 vs. 545 Euro). Die Inanspruchnahme von Pflegesachleistungen wird somit „attraktiv" gemacht; die Leistungen können auch kombiniert werden.

1.1.1 Ethische Leitlinien der ICF

Klassifikationen und wissenschaftliche Werkzeuge wie die ICF können falsch gebraucht oder missbraucht werden. Aus diesem Grund hat die WHO ethische Leitlinien für die Anwendung der ICF in der Praxis formuliert. Die wesentlichen Inhalte der ethischen Leitlinien beziehen sich auf folgende Aspekte:

- Respektieren der Autonomie des Menschen
- Vertraulichkeit
- Einwilligung, Einbeziehung und Kooperation der Person, deren Gesundheitszustand oder Funktionsfähigkeit mit der ICF beschrieben und klassifiziert werden soll.

Die WHO betont, dass die ICF und alle aus ihrer Verwendung abgeleiteten Informationen nicht dazu benutzt werden dürfen, vorhandene Rechte oder anderweitige rechtmäßige Ansprüche zum Nutzen anderer Individuen oder Gruppen einzuschränken (WHO, 2001).

1.1.2 Wesentliche Inhalte und Begriffe der ICF

Die Ziele und Begründungen der WHO für die Entwicklung der ICF beruhen nicht nur auf medizinischen, sondern auch auf praktischen, gesundheitswissenschaftlichen und philosophischen Überlegungen. Folgende Ziele werden von der WHO benannt (DIMDI, 2005, S. 11):

- Die ICF liefert eine wissenschaftliche Grundlage für das Verstehen und das Studium von Gesundheitszuständen.
- Die ICF stellt eine gemeinsame Sprache für die Beschreibung von Gesundheitszuständen zur Verfügung, um die Kommunikation zwischen Fachleuten im Gesundheits- und Sozialwesen sowie den Menschen mit Beeinträchtigungen ihrer Funktionsfähigkeit zu verbessern.
- Die ICF ermöglicht Datenvergleiche zwischen Ländern, Disziplinen im Gesundheitswesen, Gesundheitsdiensten sowie im Zeitverlauf.
- Die ICF stellt ein systematisches Verschlüsselungssystem für Gesundheitsinformationssysteme bereit.

Die ICF klassifiziert dabei nicht Personen, sondern soll für eine Beschreibung von Gesundheitszuständen benutzt werden (Funktionsfähigkeit und ihre Beeinträchtigungen bei Menschen). Sie kann also nicht zum Generieren von (Pflege-)Diagnosen genutzt werden. Ebenso ist die ICF nicht als Assessmentinstrument (in der Pflege) nutzbar, jedoch können ICF-orientierte Assessmentverfahren aus ihr abgeleitet werden. Die ICF ist universell anwendbar und dient als Organisationsrahmen für die Beschreibung des aktuellen Gesundheitszustands. Sie umfasst dabei alle Aspekte der menschlichen Gesundheit und beschreibt diese in Form von Gesundheitsdomänen und mit der Gesundheit zusammenhängende Domänen. Beispiele für Gesundheitsdomänen sind Sehen, Hören, Gehen, Lernen oder Sich-Erinnern; solche für mit Gesundheit zusammenhängende Domänen sind Transport, Bildung/Ausbildung oder soziale Interaktionen (WHO, 2001, 2007).

Abbildung 1-1 zeigt das bio-psycho-soziale Modell der ICF. Die wichtigsten Begriffe der ICF-Klassifikation („Vokabeln der ICF-Sprache") sind in **Tabelle 1-1** beschrieben. Diese Definitionen sind von allen, die die ICF anwenden, zu benutzen, um die „ICF-Sprache" verstehen und sprechen zu können. In der dritten Spalte der Tabelle sind Fragen formuliert, die helfen, nach den Inhalten der ICF-Komponenten praxisorientiert zu fragen (Seidel & Schneider, 2021).

1.1.3 Komponenten der ICF

Die ICF strukturiert Informationen durch eine Gliederung in zwei Teile (**Tab. 1-2**). Der eine Teil befasst sich mit Funktionsfähigkeit und Behinderung, der andere Teil umfasst die Kontextfaktoren (Umweltfaktoren und personbezogene Faktoren) (DIMDI, 2005).

Funktionsfähigkeit und Behinderung

Zur Funktionsfähigkeit und Behinderung (Teil 1 der ICF) gehören die Komponenten „Körperfunktionen", „Körperstrukturen" sowie „Aktivitäten und Partizipation" (für Partizipation wird in der deutschen Übersetzung der ICF der Begriff Teilhabe synonym benutzt) (WHO, 2001, 2007). Körperfunktionen sind die physiologischen Funktionen von Körpersystemen. Körperstrukturen sind anatomische Teile des Körpers, wie Organe, Gliedmaßen und ihre Bestandteile. Beide Komponenten werden jeweils in Form von Kapiteln weiter aufgegliedert, um sie differenzierter darstellen zu können (**Tab. 1-3**). Schädigungen sind Beeinträchtigungen einer Körperfunktion (z. B. Schlaffunktion oder Verdauungsfunktion) oder einer Körperstruktur, z. B. eine wesentliche (anatomische) Abweichung oder ein Verlust (z. B. eine sichtbare Schädigung des Unterschenkels).

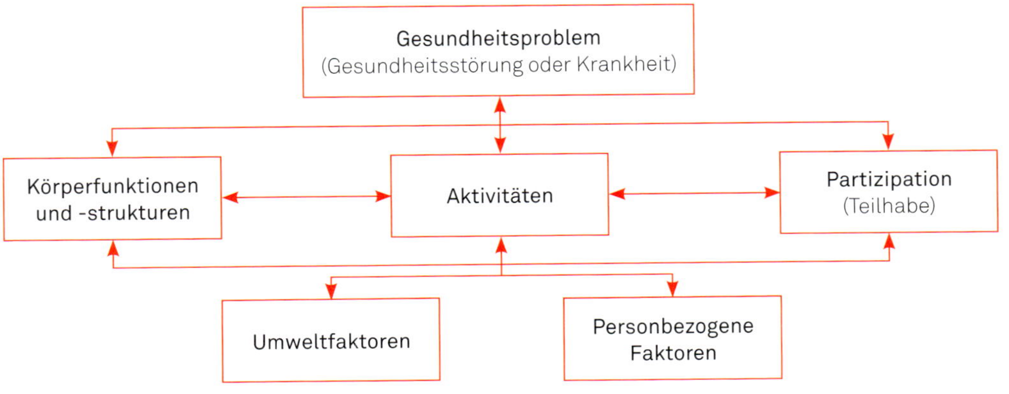

Abbildung 1-1: Bio-psycho-soziales Modell der ICF – die Wechselwirkungen zwischen den Komponenten werden durch die Doppelpfeile dargestellt aus „ICF: Internationale Klassifikation der Funktionsfähigkeit, Behinderung und Gesundheit," von DIMDI (Hrsg.), 2005, Med. Medien-Informations-GmbH, S. 23.

Tabelle 1-1: Definitionen der Komponenten in der ICF und wie nach den Inhalten gefragt werden kann (Quelle: „Praxishandbuch ICF-orientierte Bedarfsermittlung (2. Aufl.)," von A. Seidel & S. Schneider, 2021, Beltz Juventa, S. 12)

Komponente	Definition	Frage nach dem Inhalt
Körperfunktionen (body functions)	... sind die physiologischen Funktionen von Körpersystemen (einschließlich der psychologischen Funktionen)	Funktioniert alles (das jeweilige Organsystem) wie erwartet?
Körperstrukturen (body structures)	... sind anatomische Teile des Körpers, wie Organe, Gliedmaßen und ihre Bestandteile	Sieht alles (außen und im Körper) so aus wie erwartet?
Aktivität (life domain)	... ist die Durchführung einer Aufgabe oder Handlung durch einen Menschen	Kann der Mensch *alleine* das tun, was er möchte?
Partizipation/Teilhabe (life domain)	... ist das Einbezogensein in eine Lebenssituation	Kann der Mensch *mit anderen* das tun, was er möchte?
Umweltfaktoren (environmental factors)	... bilden die materielle, soziale und einstellungsbezogene Umwelt ab, in der Menschen leben und ihr Dasein entfalten	Was oder wer hilft dem Menschen (Förderfaktor), was oder wer behindert den Menschen (Barriere)?
Personbezogene Faktoren	... beschreiben die Attribute und Eigenschaften einer Person, die nicht ein relevanter Teil des Gesundheitszustands sind	Wie kann der Mensch näher beschrieben werden?

Für die Gliederung der beiden Komponenten in jeweils acht Kapitel gibt es keine logische oder wissenschaftliche Erklärung. Wie bereits oben angemerkt wurde, ist die ICF-Klassifikation das Ergebnis eines interdisziplinären Diskussionsprozesses in mehreren Arbeitsgruppen der WHO. Hier wurde entschieden, als Gliederungskriterium für beide Komponenten Körpersysteme heranzuziehen (DIMDI, 2005, S. 18).

Als Aktivität wird die Durchführung einer Aufgabe oder Handlung durch einen Menschen, also das, „was ein Mensch alleine macht", bezeichnet. Als Beispiel sei hier das Lesen und Verstehen von Texten, der Umgang mit Stress, der Gang zur Toilette oder die Körperhygiene genannt. Partizipation oder Teilhabe beschreibt das Einbezogensein in eine Lebenssituation, also das, „was ein Mensch mit einem oder mehreren Menschen gemeinsam tut". Beispiele hierfür sind der gemeinsame Kindergarten- oder Schulbesuch oder das Unternehmen von Freizeitaktivitäten mit Freunden (z. B. ins Theater oder Kino gehen). Die Klassifikation der Komponente „Aktivitäten und Partizipation (Teilhabe)" erfolgt in neun Kapiteln oder Lebensbereichen (**Tab. 1-4**). Beeinträchtigungen einer Aktivität sind Schwierigkeiten, die ein Mensch bei der Durchführung der Aktivität haben kann (z. B. beim Verstehen von Texten oder bei der Durchführung der eigenen Körperpflege). Beeinträchtigungen der Partizipation (bzw. der Teilhabe) sind Probleme, die ein Mensch beim Einbezogensein in eine Lebenssituation erlebt (z. B. beim Kommunizieren oder in der Beziehungsgestaltung mit anderen Menschen, in der Schule oder am Arbeitsplatz). Die verschiedenen Lebensbereiche (Domänen) der Komponente Aktivitäten und Partizipation sind in einer einzigen Liste enthalten, die alle neun Lebensbereiche umfasst (WHO, 2001, 2007).

Aktivitäten und Partizipation werden in der ICF durch die Beurteilungsmerkmale für Leistung (Performanz oder engl. *performance*) und für Leistungsfähigkeit (Kapazität oder engl. *ca-*

Tabelle 1-2: Überblick über die ICF (Quelle: „ICF: Internationale Klassifikation der Funktionsfähigkeit, Behinderung und Gesundheit," von DIMDI (Hrsg.), 2005, Med. Medien-Informations-GmbH, S. 17.)

	Teil 1: Funktionsfähigkeit und Behinderung		**Teil 2: Kontextfaktoren**	
Komponenten	Körperfunktionen und Körperstrukturen	Aktivitäten und Partizipation (Teilhabe)	Umweltfaktoren	Personbezogene Faktoren
Domänen	Körperfunktionen, Körperstrukturen	Lebensbereiche (Aufgaben, Handlungen)	Äußere Einflüsse auf Funktionsfähigkeit und Behinderung	Innere Einflüsse auf Funktionsfähigkeit und Behinderung
Konstrukte	Veränderung in Körperfunktionen (physiologisch) Veränderung in Körperstrukturen (anatomisch)	Leistungsfähigkeit (Kapazität) Leistung (Performanz)	Fördernde oder beeinträchtigende Einflüsse von Merkmalen der materiellen, sozialen und einstellungsbezogenen Welt	Einflüsse von Merkmalen der Person
Positiver Aspekt	Funktionale und strukturelle Integrität	Aktivitäten Partizipation (Teilhabe)	Förderfaktoren (positiv wirkende Faktoren)	Nicht anwendbar
	Funktionsfähigkeit			
Negativer Aspekt	Schädigung	Beeinträchtigung der Aktivität Beeinträchtigung der Partizipation (Teilhabe)	Barrieren (negativ wirkende Faktoren)	Nicht anwendbar
	Behinderung			

pacity) näher bestimmt. Das Beurteilungsmerkmal für Leistung beschreibt, was ein Mensch aktuell in seiner tatsächlichen Umwelt tut oder tun kann. Diese Leistung ist somit durch den sozialen Kontext (andere Menschen, Gesellschaft) und andere Umweltfaktoren (z. B. Hilfsmittel, Medikamente, bauliches Umfeld) mitbestimmt. Das Beurteilungsmerkmal der Leistungsfähigkeit beschreibt die Fähigkeit eines Menschen, eine Aufgabe oder eine Handlung „in einer standardisierten Umwelt" durchzuführen, um dabei das höchstmögliche Niveau der Funktionsfähigkeit zu beschreiben. Hier ist also abstrakt zu überlegen und zu fragen: Was könnte erreicht werden, wenn z. B. Kontextfaktoren (z. B. Bereitstellung von Unterstützung oder Hilfsmitteln) verändert würden? Die Beurteilungsmerkmale der Leistungsfähigkeit und Leistung können sowohl unter Berücksichtigung von personeller Assistenz oder Hilfsmitteln als auch ohne deren Berücksichtigung verwendet werden. Für eine Beschreibung des Gesundheitszustandes und der Hilfeplanung (Pflege, Therapie, Teilhabeplanung) müssen Fachkräfte immer beide Konzepte (also die aktuelle Leistung und die Leistungsfähigkeit) bedenken unter Einbeziehung der anderen Komponenten der ICF (Schuntermann, 2009; Seidel, 2015).

Die neun Lebensbereiche sind für die Beschreibung der Funktionsfähigkeit oder einer (drohenden) Behinderung von entscheidender Bedeutung. Der deutsche Behinderungsbegriff des § 2 Absatz 1 SGB IX setzt dabei zwingend eine Teilhabebeeinträchtigung am gleichberechtigten Leben in der Gesellschaft voraus. Da der

Tabelle 1-3: Übersicht über die Kapitelüberschriften der Komponenten „Körperfunktionen“ und „Körperstrukturen“ (Quelle: „ICF: Internationale Klassifikation der Funktionsfähigkeit, Behinderung und Gesundheit,“ von DIMDI (Hrsg.), 2005, Med. Medien-Informations-GmbH, S. 32.)

Komponente „Körperfunktionen“ (body functions)	Kapitel	Komponente „Körperstrukturen“ (body structures)
Mentale Funktionen	1	Strukturen des Nervensystems
Sinnesfunktionen und Schmerz	2	Das Auge, das Ohr und mit diesen in Zusammenhang stehende Strukturen
Stimm- und Sprechfunktionen	3	Strukturen, die an der Stimme und dem Sprechen beteiligt sind
Funktionen des kardiovaskulären, hämatologischen, Immun- und Atmungssystems	4	Strukturen des kardiovaskulären, des Immun- und des Atmungssystems
Funktionen des Verdauungs-, des Stoffwechsel- und des endokrinen Systems	5	Mit dem Verdauungs-, Stoffwechsel- und endokrinen System in Zusammenhang stehende Strukturen
Funktionen des Urogenital- und reproduktiven Systems	6	Mit dem Urogenital- und dem Reproduktionssystem in Zusammenhang stehende Strukturen
Neuromuskuloskeletale und bewegungsbezogene Funktionen	7	Mit der Bewegung in Zusammenhang stehende Strukturen
Funktionen der Haut und der Hautanhangsgebilde	8	Strukturen der Haut und der Hautanhangsgebilde

Tabelle 1-4: Die neun Kapitel (Lebensbereiche) der Komponente Aktivitäten und Teilhabe (Partizipation) (Quelle: „ICF: Internationale Klassifikation der Funktionsfähigkeit, Behinderung und Gesundheit,“ von DIMDI (Hrsg.), 2005, Med. Medien-Informations-GmbH, S. 33.)

Kapitel	Komponente „Aktivität und Teilhabe/Partizipation“ als Lebensbereiche (life domains)
1	Lernen und Wissensanwendung
2	Allgemeine Aufgaben und Anforderungen
3	Kommunikation
4	Mobilität
5	Selbstversorgung
6	Häusliches Leben
7	Interpersonelle Interaktionen und Beziehungen
8	Bedeutende Lebensbereiche
9	Gemeinschafts-, soziales und staatsbürgerliches Leben

Behinderungsbegriff auf der ICF fußt, bestimmt sich auch das Vorliegen einer Teilhabebeeinträchtigung nach der ICF (als Beeinträchtigung in den neun Lebensbereichen) (Schaumberg & Seidel, 2017a, 2017b). Mit dem Konzept der neun Lebensbereiche können alle uneingeschränkten und beeinträchtigten Aktivitäten und die Partizipation (im Sinne der ICF) eines Menschen beschrieben werden. Zur Bestimmung einer Beeinträchtigung von Aktivitäten oder der Teilhabe müssen daher die Wechselwirkungen im bio-psycho-sozialen Modell berücksichtigt und analysiert werden. Hierzu finden Sie in Kapitel 5 für jede Kasuistik entsprechende Beispiele. Ausschlaggebend für die Beurteilung, ob eine Teilhabebeeinträchtigung vorliegt oder nicht, sind also die neun Lebensbereiche der ICF (Schaumberg & Seidel, 2017a, 2017b).

Kontextfaktoren

Zu den Kontextfaktoren zählen in der ICF die Umweltfaktoren sowie die personbezogenen Faktoren. Die Umweltfaktoren bilden dabei die „äußeren Einflüsse" auf den Menschen, also alle Menschen (und Haustiere) und alles, was nicht die Person selbst ist, ab. Personbezogene Faktoren beschreiben hingegen die „inneren Einflüsse von Merkmalen und Attributen einer Person". Diese beiden Kontextfaktoren lassen sich mit dieser Beschreibung praktisch gut unterscheiden.

Umweltfaktoren bilden die materielle, soziale und einstellungsbezogene Umwelt ab, in der Menschen leben und ihr Dasein entfalten (DIMDI, 2005). Beispiele für die materielle Umwelt sind Hilfsmittel wie Gehhilfen oder ein Pflegebett, Medikamente oder die Wohnung. Zur sozialen Umwelt gehören andere Menschen (z. B. Familie, Freunde, Nachbarn, Arbeitskollegen und -kolleginnen, Fachleute, z. B. aus den Bereichen Pflege, Medizin, Therapie) und Haustiere. Die einstellungsbezogene Umwelt beschreibt die Haltungen und Einstellungen anderer Menschen (z. B. zum Thema Behinderung, Pflegebedürftigkeit oder Inklusion in der Gesellschaft). Die Umweltfaktoren werden in der ICF in fünf Kapitel klassifiziert (**Tab. 1-5**).

Umweltfaktoren werden unterschieden in Förderfaktoren und Barrieren. Als Förderfaktor werden solche Faktoren bezeichnet, die sich positiv auf den Gesundheitszustand der Person auswirken (Beispiele: gut wirksame und verträgliche Medikamente, Pflegebett). Faktoren, die sich negativ auf den Gesundheitszustand der Person auswirken, werden als Barrieren bezeichnet (Beispiele: Medikation wirkt nicht oder hat deutliche Nebenwirkungen, keine Barrierefreiheit in der Wohnung bei eingeschränkter Mobilität).

Personbezogene Faktoren sind der spezielle Hintergrund des Lebens und der Lebensführung eines Menschen und umfassen Gegebenheiten des Menschen, die nicht Teil seines Gesundheitsproblems oder -zustands sind (DIMDI, 2005). Hierzu gehören z. B. das Geschlecht, die ethnische Zugehörigkeit, Alter, Fitness, Lebensstil, Gewohnheiten, Erziehung, Bewältigungsstile, der soziale Hintergrund, Bildung und Ausbildung, der Beruf sowie vergangene oder gegenwärtige Erfahrungen und Ereignisse, allgemeine Verhaltensmuster und der Charakter, das individuelle psychische Leistungsvermögen und andere Merkmale (WHO, 2001, 2007). Personbezogene (nicht: personenbezogene!) Fakto-

Tabelle 1-5: Kapitelübersicht über die Klassifikation der Komponente Umweltfaktoren (Quelle: „ICF: Internationale Klassifikation der Funktionsfähigkeit, Behinderung und Gesundheit," von DIMDI (Hrsg.), 2005, Med. Medien-Informations-GmbH, S. 33.)

Kapitel	Komponente „Umweltfaktoren" (environmental factors)
1	Produkte und Technologien
2	Natürliche und vom Menschen veränderte Umwelt
3	Unterstützung und Beziehungen
4	Einstellungen
5	Dienste, Systeme und Handlungsgrundsätze

ren werden in der ICF nicht klassifiziert oder kodiert. Dies wird von der WHO damit begründet, dass die Vielfalt der persönlichen Eigenschaften von Menschen (auch vor dem Hintergrund kultureller Unterschiede) sehr groß ist und deshalb eine standardisierte und bewertende Beschreibung nicht geeignet erscheint (WHO, 2001, 2007). An dieser Stelle sei noch einmal auf die ethischen Leitlinien der ICF verwiesen.

1.1.4 Modell der Funktionsfähigkeit und Behinderung

Die ICF stellt mit dem bio-psycho-sozialen Modell einen mehrperspektivischen Zugang zu Funktionsfähigkeit und Behinderung im Sinne eines interaktiven und sich entwickelnden Prozesses bereit. Um die Interaktionen zwischen den verschiedenen Komponenten leichter verstehbar zu machen, können deren dynamische und zum Teil komplexe Wechselwirkungen im bio-psycho-sozialen Modell der ICF betrachtet werden (**Abb. 1-1**).

Damit können die in Bezug auf Krankheit und Behinderung eingeschränkten Sichtweisen eines biomedizinischen Modells (das nur auf biologische Belange schaut) oder sozialen Konzepts (das nur soziale Aspekte berücksichtigt) überwunden werden. In der ICF sind die Begriffe Funktionsfähigkeit und Behinderung die für das Verständnis wichtigsten und zugleich komplexesten Begriffe. Der Begriff der Funktionsfähigkeit eines Menschen umfasst alle Aspekte der funktionalen Gesundheit (WHO, 2001, 2007).

Eine Person ist nach den Ausführungen in der ICF dann funktional gesund, wenn – vor dem Hintergrund ihrer Kontextfaktoren –

- ihre körperlichen Funktionen (einschließlich des mentalen Bereichs) und Körperstrukturen denen eines gesunden Menschen entsprechen (Konzepte der Körperfunktionen und -strukturen),
- sie all das tut oder tun kann, was von einem Menschen ohne Gesundheitsproblem erwartet wird (Konzept der Aktivitäten in den neun Lebensbereichen),
- sie ihr Dasein in allen Lebensbereichen, die ihr wichtig sind, in der Weise und dem Umfang entfalten kann, wie es von einem Menschen ohne gesundheitsbedingte Beeinträchtigung der Körperfunktionen oder -strukturen oder der Aktivitäten erwartet wird (Konzept der Partizipation/Teilhabe in den neun Lebensbereichen) (DIMDI, 2005, S. 4; WHO, 2001, 2007).

Behinderung ist nach der Definition in der ICF das Ergebnis einer negativen Wechselbeziehung zwischen einer Person mit einem Gesundheitsproblem (mit Diagnose/n nach der ICD) und ihren Kontextfaktoren mit Auswirkungen auf ihre funktionale Gesundheit. Unter Berücksichtigung von Wechselwirkungen kann Behinderung nicht mehr allein in einem kausalen Zusammenhang mit einer Diagnose (nach ICD) gesehen werden. Der Behinderungsbegriff in der ICF ist der Oberbegriff für jede Beeinträchtigung der Funktionsfähigkeit eines Menschen. Um Missverständnisse zu vermeiden, sollte in Deutschland nur der Behinderungsbegriff aus dem SGB IX (§ 2 Absatz 1) verwendet werden (Seidel, 2015).

In dem bio-psycho-sozialen Modell der ICF wird die Bedeutung der Kontextfaktoren deutlich (**Abb. 1-1**). Umweltfaktoren und personbezogene Faktoren stehen in Wechselwirkung zu dem Menschen mit einem Gesundheitsproblem und bestimmen das Ausmaß der Funktionsfähigkeit dieses Menschen mit. Umweltfaktoren (also alles, was nicht die Person ist, deren Gesundheitszustand beschrieben wird) liegen außerhalb des Individuums (z. B. Barrieren in Gebäuden, fehlende oder unzureichende Hilfsmittelversorgung, die Einstellungen anderer Menschen) und sind in der Klassifikation der Umweltfaktoren aufgelistet (**Tab. 1-5**). Personbezogene Faktoren sind in der ICF nicht klassifiziert (und nicht kodiert), sie werden individuell und narrativ beschrieben (z. B. 75 Jahre alter Mann, neugierig, freundlich). Zu ihnen gehören Geschlecht, ethnische Herkunft, Alter, Fitness, Lebensstil, Gewohnheiten, Bewältigungsstile sowie andere solcher Faktoren. Es gibt in Deutschland Arbeitsgruppen in der Sozialmedizin und Rehabilitation (bei Erwachsenen), die eine Kodierung von personbezogenen Faktoren vorschlagen. Die WHO spricht sich bislang eindeutig gegen eine solche Kodierung von personbezogenen Faktoren aus (Seidel & Simon, 2014; WHO, 2001).

Manche Fachleute unterscheiden bei der ICF (a) ihre Philosophie und (b) das Klassifikationssystem mit den entsprechenden Kodes. Unter der Philosophie der ICF verstehen die meisten Fachleute deren partizipativen Ansatz im bio-psycho-sozialen Modell (Personzentrierung und aktives Partizipieren der Klienten/Klientinnen und Patienten/Patientinnen). In dem bio-psycho-sozialen Modell sind alle Komponenten gleich bedeutsam und gleich wichtig für ein „ganzheitliches Betrachten". Die Diagnose bleibt bei dieser Betrachtungsweise selbstverständlich bedeutsam, sie ist aber nur *ein* Aspekt des Gesundheitszustandes.

Der Mensch, um den es geht, ist bei der Beschreibung des Gesundheitszustandes und bei der Erstellung von Hilfe-, Pflege- und Therapieplänen zu jeder Zeit aktiv beteiligt und entscheidet (mit). Mitentscheiden (shared decision making) oder Selbstbestimmung implizieren, dass der betroffene Mensch (oder seine rechtliche Vertretung) im Pflege- und Entscheidungsprozess (mit-)entscheidet, wenn es um die Diagnostik sowie die Festlegung von Zielen und Plänen geht (Personorientierung und Selbstbestimmung). Dabei sollten die beteiligten Fachkräfte miteinander „auf Augenhöhe" und hierarchiefrei interdisziplinär zusammenarbeiten und dem pflegebedürftigen Menschen als professionelle Berater*innen zur Verfügung stehen. Der Mensch, um den es geht, bleibt also zu jeder Zeit Experte über sein Leben. Die ICF dient dabei als gemeinsame Sprache, welche die Kommunikation aller Beteiligten erleichtert (s. auch Kap. 2). Bei der Anwendung der ICF werden die ethischen Leitlinien der WHO für diese Klassifikation beachtet. Im Vergleich zur „Philosophie der ICF" (ganzheitliche Betrachtung des Menschen, Personen- und Partizipationsorientierung) ist das Kodieren mit der ICF weniger bedeutsam und als nachgeordnet zu betrachten (Grampp, 2019; Seidel & Simon, 2014).

1.1.5 Zusammenfassung

- Die ICF wurde von der WHO in interdisziplinären Arbeitsgruppen entwickelt.
- Die ICF soll gemeinsam mit der ICD (als Beschreibung von Störungen und Krankheiten, z.B. Demenz, Diabetes oder Schlaganfall) genutzt werden.
- Mithilfe der internationalen und interdisziplinären Sprache der ICF kann und soll die Kommunikation zwischen den Fachkräften verbessert werden.
- Diese gemeinsame Sprache der ICF muss von den Fachkräften erlernt werden, damit die Kommunikation ungestört ablaufen kann.
- Der aktuelle Gesundheitszustand eines Menschen kann mit der ICF umfassend und ganzheitlich unter Einbezug der wirklichen Lebenssituation (Teilhabe, Kontext) in einem bio-psycho-sozialen Modell beschrieben werden. Die Diagnosen nach der ICD bzw. das Gesundheitsproblem ist dabei ein Aspekt im ICF-Modell und genauso bedeutsam wie die anderen Komponenten (z.B. Körperfunktionen, Teilhabe, Kontext).
- Die Beschreibung des Gesundheitszustandes erfolgt aus der Sicht des Menschen (Personzentrierung), der bei der Nutzung der ICF miteinzubeziehen ist (Partizipation). Die ICF ist ein geeignetes Instrument für die Umsetzung der Menschenrechte und für die nationale Gesetzgebung (z.B. Sozialgesetzgebung im SGB IX oder SGB XI).

1.2 Die Familie der WHO-Klassifikationen

Die Familie der internationalen gesundheitsrelevanten Klassifikationen der Weltgesundheitsorganisation (Family of International Classifications, abgekürzt: WHO-FIC) umfasst drei Gruppen von Klassifikationen (BfArM, 2022b) (**Abb. 1-2**):

1. Referenz-Klassifikationen
   ICD – Internationale statistische Klassifikation der Krankheiten und verwandter Gesundheitsprobleme
   ICF – Internationale Klassifikation der Funktionsfähigkeit, Behinderung und Gesundheit
   ICHI – International Classification of Health Interventions (Internationale Klassifikation der Gesundheitsinterventionen; englischsprachige Beta-Version online verfügbar, bislang noch keine deutsche Version);
2. abgeleitete Klassifikationen (sogenannte „derived classifications“), die wie z. B. die ICD-O-3 aus einer der Referenz-Klassifikationen abgeleitet sind;
3. verwandte Klassifikationen, also Klassifikationen, die in enger Beziehung zu den Referenz-Klassifikationen stehen, in der Praxis oft mit diesen zusammen angewendet werden, aber nicht von der WHO selbst entwickelt wurden.

Allgemein kann festgehalten werden, dass alle Fachkräfte im Gesundheitswesen die Referenz-Klassifikationen der WHO kennen sollten; nur so ist ein interdisziplinärer Austausch mit anderen Fachleuten aus Medizin, Therapie, Rehabilitation oder Sozialpädagogik auf Augenhöhe möglich. Fachkräfte der Pflege benötigen darü-

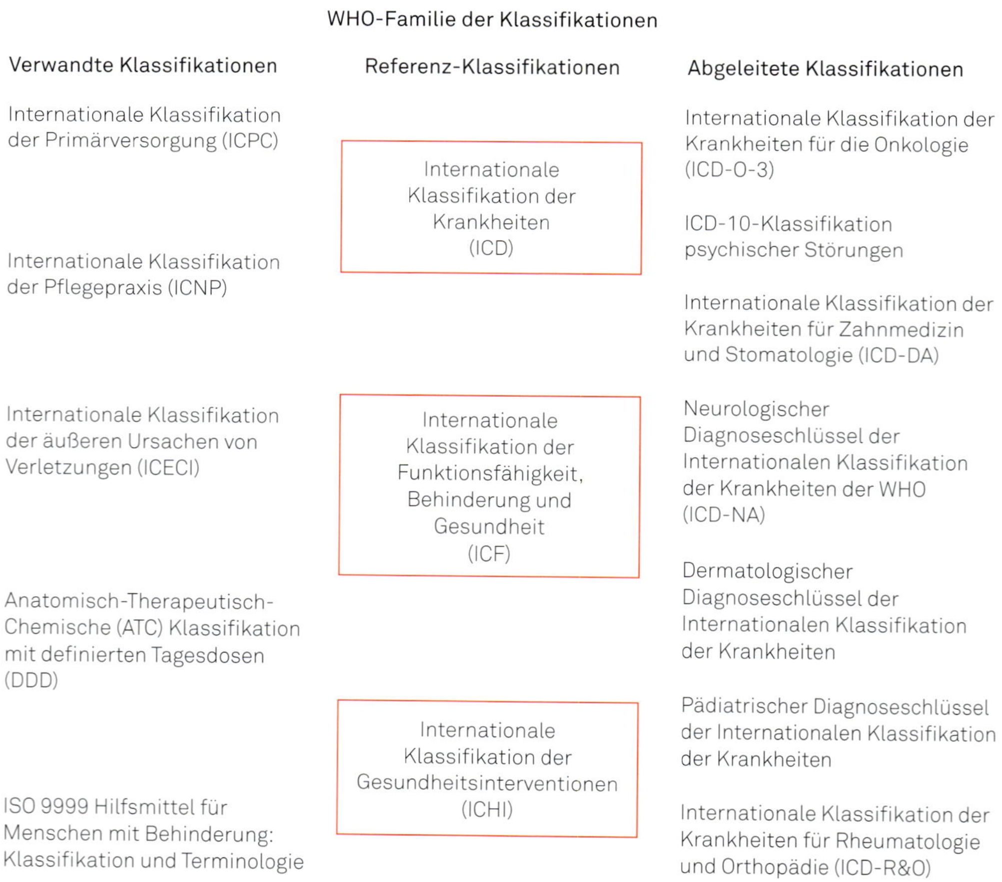

Abbildung 1-2: Die Klassifikationsfamilie der WHO (Quelle: „Klassifikationsfamilie der WHO. Familie der internationalen gesundheitsrelevanten Klassifikationen,“ von BfArM, 2022b (https://www.bfarm.de/DE/Kodiersysteme/Klassifikationen/ICD/ICD-10-WHO/Historie/klassifikationsfamilie.html).)

ber hinaus weiterhin ihre eigene Fachsprache und eigene Klassifikationssysteme, so wie andere Professionen auch.

In der Praxis bedeutet dies, dass die ICD-Konzeption, deren Diagnosen sowie die Bedeutung im Gesundheitswesen den Pflegefachkräften selbstverständlich bekannt sind. Auf die Bedeutung der ICF als gemeinsame interdisziplinäre Sprache wird in diesem Buch an anderer Stelle ausführlicher eingegangen. Dabei soll und kann die ICF natürlich nicht die Fachsprache der Pflege oder deren spezifische Klassifikations- und Dokumentationssysteme (z. B. die INCP) ersetzen (Florin et al., 2021).

Im Folgenden werden die Ansätze der drei großen *Referenz-Klassifikationen* der WHO kurz zusammengefasst.

1.2.1 ICD

Die Internationale Klassifikation der Krankheiten ist im deutschen Gesundheitssystem die wesentliche Grundlage für die Abrechnungen und Kostenerstattungen, sowohl im ambulanten wie auch im stationären (Krankenhaus-) Sektor. Diagnosen, die mit der ICD ausgedrückt werden, beschreiben typische Befunde und Symptome von Krankheiten oder Störungsbildern und haben für die pflegerische Arbeit sowie für die Forschung und Entwicklung von Behandlungsmethoden eine große Bedeutung. Aktuell ist in Deutschland die 10. Version der ICD gültig, die ICD-10-GM (GM steht dabei für „German Modification"). Seit dem 1. Januar 2022 ist die ICD-10-GM in der Version 2022 anzuwenden.

Die erste Version der ICD-11 in der deutschen Übersetzung ist seit Mai 2022 im Internet auf den Seiten des BfArM (Bundesinstitut für Arzneimittel und Medizinprodukte) einzusehen und befindet sich in einem bereits begonnenen Qualitätssicherungsprozess in Kooperation mit den wissenschaftlichen medizinischen Fachgesellschaften, der voraussichtlich noch längere Zeit in Anspruch nehmen wird. Ein Ziel der Überarbeitung der ICD ist es, eine Klassifikation als internationalen Standard für Wissenschaft, Kommunikation und Information in der Medizin zu erstellen. Dabei soll die einfache Integration in IT-Systemumgebungen auch für die Zukunft sichergestellt sein (BfArM, 2022a).

> Beispiel für eine Kodierung (hier alphanumerisch mit großen Buchstaben) und Beschreibung in der ICD:
> J45.1 Nichtallergisches Asthma bronchiale

1.2.2 ICF

Die Internationale Klassifikation der Funktionsfähigkeit, Behinderung und Gesundheit ist mit ihrem zugrundeliegenden bio-psycho-sozialen Modell eine Klassifikation der WHO, die eine umfassende aktuelle Beschreibung eines Gesundheitszustandes ermöglicht. Dabei werden sowohl Ressourcen und Förderfaktoren als auch Beeinträchtigungen, Schädigungen und Barrieren erfasst. Sie ist damit – anders als die ICD – auch ressourcenorientiert und nimmt bezüglich der Ätiologie einen eher neutralen Blickwinkel ein. Die ICF ist universell anwendbar und kann auf alle Menschen bezogen werden, nicht nur auf Menschen mit Behinderungen (WHO, 2001).

Für die praktische Anwendung ist die ICF gut geeignet, um bei Menschen Einschränkungen von Handlungskompetenzen und am gesellschaftlichen Leben zu erfassen. Dabei werden Körperstrukturen und -funktionen, Aktivitäten, Teilhabe sowie die Kontextfaktoren (Umweltfaktoren und personbezogene Faktoren) beschrieben. Die Perspektiven von ICD und ICF ergänzen sich also und liefern damit zusammen ein umfassendes Bild von der Gesundheit eines Menschen. Mit einer solchen Betrachtung kann dann eine Grundlage für Entscheidungen über individuelle Therapie-, Pflege- oder Rehabilitationsmaßnahmen geschaffen werden. Die ICF-Klassifikation wurde 2001 als Nachfolgeversion der ICIDH (International Classification of Impairments, Disabilities and Handicaps) von der WHO herausgegeben und ehrenamtlich durch Fachleute aus Deutschland, Österreich und der Schweiz übersetzt.

> Beispiel für eine Kodierung (hier alphanumerisch mit kleinen Buchstaben in der ICF):
> e110+ Wirksame Medikation (z.B. Asthmaspray) als Förderfaktor
> e235. Schlechte Luftqualität (z.B. durch Passivrauchen) als Barriere

1.2.3 ICHI

Die Internationale Klassifikation der Gesundheitsinterventionen wird seit 2007 vom WHO-Netzwerk „Family of International Classifications (WHO-FIC)" entwickelt. Während Diagnosen weltweit einheitlich nach der ICD klassifiziert werden, haben viele Länder eigene Prozedurenklassifikationen mit unterschiedlicher Struktur und unterschiedlichen Einsatzbereichen entwickelt. Die ICHI soll ein möglichst einfaches, transparentes und IT-taugliches Dokumentationssystem werden, in dem nicht nur Prozeduren aus dem medizinischen und chirurgischen Bereich beschrieben werden, sondern darüber hinaus Gesundheitsinterventionen aus vielen Bereichen des Gesundheitswesens wie z.B. Rehabilitation, Pflege, Prävention und öffentliches Gesundheitswesen. Aus diesem Grund kann auch die ICHI für die Pflege in Zukunft bedeutsam werden.

Die ICHI ist eine multiaxiale Klassifikation mit drei Achsen:

1. Achse: „Target" (Ziel der Intervention)
2. Achse: „Action" (die Intervention als solche)
3. Achse: „Means" (Methoden und Art, wie die Intervention durchgeführt wird).

Die aus den drei Achsen gebildeten Stammkodes können bei Bedarf durch Erweiterungskodes mit Detailinformationen (z.B. zur Abbildung von Kosten) ergänzt werden, sodass die ICHI auch für Entgeltsysteme im Gesundheitswesen eingesetzt werden kann. Die Beta-3-Version der ICHI wurde im Oktober 2020 veröffentlicht. Die aktuelle Arbeitsversion der ICHI ist auf den Seiten der WHO frei verfügbar (https://www.who.int/classifications/international-classification-of-health-interventions).

Die ICHI erfasst mehr als 7000 Interventionen in 27 Kapiteln aus vier Sektionen (Körpersysteme und Funktionen, Aktivitäten und Teilhabedomänen, Umwelt und gesundheitsbezogenes Verhalten). Jede Intervention wird mit einem „Stammkode" beschrieben, der die drei Achsen beschreibt. Für die 1. Achse (Target) wird eine dreistellige Buchstabenkombination verwendet, für die 2. Achse (Action) und die 3. Achse (Means) jeweils eine zweistellige Buchstabenkombination. Diese drei Buchstabenkombinationen werden nach den Achsen zusammengesetzt, dabei trennt jeweils ein Punkt die (siebenstellige) Buchstabenkombination.

Ein Beispiel für einen zusammengesetzten Kode aus den Buchstabenkombinationen der drei Achsen (Target, Action und Means):

VAB.WF.QE	Durch- und Umsetzen der Gesetze und Regelungen zu Restriktionen zum Konsum von Tabakprodukten
Target (Ziel)	VAB (Konsumverhalten zu Tabakkonsum)
Action (Intervention)	WF (Regelungen und Restriktionen zum Konsum von Tabak)
Means (Methode/Art)	QE (Durch- und Umsetzen der Gesetze und Regelungen)

1.2.4 Zusammenfassung

- Zur Familie der internationalen gesundheitsrelevanten Klassifikationen der WHO (Family of International Classifications) gehören drei Gruppen von Klassifikationen: die Referenz-Klassifikationen, abgeleitete Klassifikationen und verwandte Klassifikationen.

- Für Fachkräfte der Pflegeberufe sind die Referenz-Klassifikationen ICD und ICF sowie (als verwandte Klassifikation) die ICNP (Internationale Klassifikation der Pflegepraxis, engl. *International Classification of Nursing Practice*) von besonderer Bedeutung für die berufliche Praxis und die weitere Professionalisierung der Pflege.

1.3 Personzentrierung und Partizipationsorientierung

„Die geeignete Therapie ist die, die zu Ihnen passt."
Prof. Dr. Eckart von Hirschhausen

Personzentriertes Arbeiten setzt voraus, dass als Erstes die Wünsche und der Auftrag von Patient*innen zu erfragen sind. Dies kann mit den folgenden Fragen praktiziert werden:

- Was wünschen Sie sich?
- Was soll sich verändern?
- Was soll so bleiben wie bisher?

Ergänzende Fragen für den Bereich Aktivitäten und Partizipation gehen auf das aktuelle Tun im Alltag ein (Performanz oder Leistung) und fragen nach den erreichbaren Möglichkeiten (Kapazität oder Leistungsfähigkeit):

- Was gelingt Ihnen gut oder ohne große Probleme allein oder wenn Sie mit anderen Menschen zusammen sind? (Leistung als Ressource)
- Was gelingt Ihnen nicht so gut oder gar nicht? (eingeschränkte Leistung)
- Was könnte Ihnen gelingen? (Leistungsfähigkeit)

Es geht dabei also um sehr praktische und alltagsbezogene Tätigkeiten, die eine Person allein macht oder machen möchte (Aktivität) oder die eine Person mit anderen zusammen macht oder machen möchte (Partizipation/Teilhabe).

Wenn Patient*innen zu ihren Therapiezielen befragt werden, antworten diese meistens mit Inhalten, die sie gern (wieder) tun möchten, also beispielsweise „wieder ein Buch lesen", „spazieren gehen", „wieder Fahrrad fahren", „mit den Kindern spielen", „mit der Freundin in der Stadt Kaffee trinken" oder „mit dem Freund ins Fußballstadion gehen". Wenn die Fachkräfte die Behandlung und Therapie an diesen Wünschen ausrichten, spricht man von partizipationsorientiertem oder teilhabeorientiertem Arbeiten.

Aus fachlicher Sicht (in der Pflege) beziehen sich Therapieziele hingegen oft auf Verbesserungen von Körperfunktionen und Körperstrukturen. Beispiele hierfür sind „Verbesserung der Gedächtnisleistung", „weniger Schmerzen", „Verbesserung der Lungenfunktion", „Normalisierung des Blutdrucks", „Vermeidung von Harnwegsinfekten" oder „Beseitigung des Dekubitus". Selbstverständlich möchten auch die Patient*innen eine verbesserte Lungenfunktion, aber für sie ist die Einschränkung im Alltag und das Wiedererlangen von Aktivitäten im Alltag (wie wieder Fahrrad fahren zu können) meistens das bedeutsamere Ziel. Es geht also nicht darum, die fachliche Expertise der Fachkräfte weniger zu beachten als zuvor, sondern diese um die Perspektive der Patient*innen zu ergänzen (Bölte et al., 2018; Schiariti et al., 2014; Seidel, 2015).

Beispiele aus der Praxis

„Mein Kind soll laufen lernen und die Regelschule besuchen."
„Wir möchten, dass unser Sohn von den anderen Kindern verstanden wird."
„Ich möchte eine Berufsausbildung machen."
„Ich will im Sportverein Fußball spielen."
„Ich möchte alleine einkaufen gehen, um die Sachen auszusuchen, die ich gerne esse."
„Ich will weiter meinen Beruf in meiner Firma ausüben können."
„Ich möchte mit meinen Freundinnen zusammen ins Kino gehen."
„Ich möchte auch in meinem hohen Alter mit meinen Freunden im Gesangsverein singen und Spaß haben."

Die von der WHO formulierten ethischen Leitlinien in der ICF unterstreichen die Personzentrierung deutlich: „In klinischen Kontexten sollte die Verwendung der ICF immer in voller Kenntnis, mit der Einwilligung und Kooperation derjenigen Person erfolgen, deren Funktionsfähigkeit und Behinderung klassifiziert werden. Wenn Einschränkungen der kognitiven Fähigkeiten des Individuums diesen Einbezug erschweren oder verhindern, sollten seine Interessenvertreter aktive Teilnehmer an diesem Prozess sein. [...] Wo immer möglich sollte die ICF so weitgehend wie möglich dafür eingesetzt werden, dass unter Mitwirken der betroffenen Person ihre Wahl- und Steuerungsmöglichkeiten bezüglich ihres Lebens erhöht werden" (DIMDI, 2005, S. 173–174).

Die Domänen (Themen) für die Komponente „Aktivitäten und Partizipation (Teilhabe)" sind in der ICF in einer einzigen Liste mit neun Kapiteln enthalten, die alle Lebensbereiche umfasst (DIMDI, 2005). In der Praxis ist eine Unterscheidung von Aktivität und Partizipation oft nicht notwendig und vielfach auch nicht sicher möglich. Wichtiger hingegen ist die sichere Zuordnung von Inhalten zu den jeweiligen Lebensbereichen bzw. deren Zuordnung zu den jeweiligen (neun) Kapiteln. Die beiden Beurteilungsmerkmale der neun Lebensbereiche (Aktivitäten- und Partizipationskomponente) sind (a) die Leistung (Performanz) und (b) die Leistungsfähigkeit (Kapazität). Das Beurteilungsmerkmal Leistung beschreibt, was ein Mensch in seiner gegenwärtigen, tatsächlichen Umwelt tut (Performanz) (WHO, 2001). Weil die aktuelle, tatsächliche Umwelt immer den Kontext umfasst, kann unter Leistung auch das Einbezogensein in eine Lebenssituation verstanden werden. Dieser Kontext umfasst die Umweltfaktoren, also alle Aspekte der materiellen, sozialen und einstellungsbezogenen Umwelt. Leistungsfähigkeit beschreibt hingegen in der ICF, was ein Mensch in einer standardisierten Umwelt tun könnte (WHO, 2001). Dieses Konstrukt der standardisierten Umwelt ist sehr abstrakt. Für die ICF-orientierte Arbeit ist es bedeutsam, dass Fachkräfte neben der Performanz (Leistung) auch das erfassen, zu was eine Person zu leisten im Stande wäre, wenn die Kontextbedingungen und die Körperfunktionen und -strukturen mit in die Überlegungen einbezogen werden (Grampp, 2019; WHO, 2001, 2007).

Nachfolgend werden die neun Lebensbereiche (neun Kapitel: d1–d9, **Tab. 1-6**) aus der deutschen Übersetzung der ICF etwas ausführlicher mit Beispielen der jeweiligen Inhalte dargestellt (DIMDI, 2005, S. 42–46). Dabei werden die vierstelligen alphanumerischen Kodes diesen Inhalten vorangestellt (weitere Hinweise zum Thema Kodes und Kodierung finden Sie in **Kap. 1.5**).

1.3.1 Zusammenfassung

- Personzentriertes und partizipationsorientiertes Arbeiten spielt auch in der Pflege eine bedeutende Rolle.
- Personzentriertes Arbeiten setzt voraus, dass die Wünsche und die Aufträge von Patient*innen zu erfragen sind.
- Neben klassischen Fragen zu Körperfunktionen und Körperstrukturen gehen ergänzende Fragen auf die aktuellen Aktivitäten ein (welche die Patient*innen allein oder mit anderen Menschen gestalten; Performanz oder Leistung) und ermitteln die erreichbaren Möglichkeiten (Kapazität oder Leistungsfähigkeit).
- Beim Fragen nach Wünschen und Zielen nennen Patient*innen meistens Inhalte von Aktivitäten oder der Teilhabe und nicht Körperfunktionen oder Körperstrukturen. Dies zeigt, dass die Perspektiven von Fachkräften und Betroffenen nicht immer identisch sind. Trotzdem sind beide von Bedeutung.
- Die neun Lebensbereiche in der ICF fassen Aktivitäten (das Ausführen von Aufgaben und Handlungen durch einen Menschen) und Partizipation/Teilhabe (das Einbezogensein eines Menschen in eine Lebenssituation) zusammen. Damit können alle (un-

Tabelle 1-6: Die neun Lebensbereiche in der ICF (Quelle: „ICF: Internationale Klassifikation der Funktionsfähigkeit, Behinderung und Gesundheit," von DIMDI (Hrsg.), 2005, Med. Medien-Informations-GmbH, S. 97–122.)

Kapitel	Komponente Aktivitäten und Partizipation (Teilhabe) als Lebensdomänen (life domains)
Lernen und Wissens-anwendung (d1)	Dieses Kapitel befasst sich mit Lernen, der Anwendung des Erlernten, Denken, Probleme lösen und Entscheidungen treffen. Wesentliche Inhalte: *Bewusste sinnliche Wahrnehmungen* d110 Zuschauen d115 Zuhören d120 Andere bewusste sinnliche Wahrnehmungen *Elementares Lernen* d130 Nachmachen, nachahmen d135 Üben d140 Lesen lernen d145 Schreiben lernen d150 Rechnen lernen d155 Sich Fertigkeiten aneignen *Wissensanwendung* d160 Aufmerksamkeit fokussieren d163 Denken d166 Lesen d170 Schreiben d172 Rechnen d175 Probleme lösen *Entscheidungen treffen* d177 Entscheidungen treffen
Allgemeine Aufgaben und Anforderungen (d2)	Dieses Kapitel befasst sich mit allgemeinen Aspekten der Ausführung von Einzel- und Mehrfachaufgaben, der Organisation von Routinen und dem Umgang mit Stress. Diese können in Verbindung mit spezifischeren Aufgaben und Handlungen verwendet werden, um die zugrunde liegenden Merkmale der Ausführung von Aufgaben unter verschiedenen Bedingungen zu ermitteln. Wesentliche Inhalte: *Ausführung von Einzel- und Mehrfachaufgaben* d210 Eine Einzelaufgabe übernehmen d220 Mehrfachaufgaben übernehmen *Organisation von Routinen* d230 Die tägliche Routine durchführen *Umgang mit Stress* d240 Mit Stress und anderen psychischen Anforderungen umgehen
Kommunikation (d3)	Dieses Kapitel befasst sich mit allgemeinen und spezifischen Merkmalen der Kommunikation mittels Sprache, Zeichen und Symbolen, einschließlich des Verstehens und Produzierens von Mitteilungen sowie der Konversation und des Gebrauchs von Kommunikationsgeräten und -techniken. Wesentliche Inhalte: *Kommunizieren als Empfänger* d310 Kommunizieren als Empfänger gesprochener Mitteilungen d315 Kommunizieren als Empfänger non-verbaler Mitteilungen d320 Kommunizieren als Empfänger von Mitteilungen in Gebärdensprache d325 Kommunizieren als Empfänger schriftlicher Mitteilungen *Kommunizieren als Sender* d330 Sprechen d335 Non-verbale Mitteilungen produzieren d340 Mitteilungen in Gebärdensprache ausdrücken d345 Mitteilungen schreiben

Tabelle 1-6: *Fortsetzung*

Kapitel	Komponente Aktivitäten und Partizipation (Teilhabe) als Lebensdomänen (life domains)
	Konversation und Diskussion d350 Konversation d355 Diskussion *Gebrauch von Kommunikationsgeräten und -techniken* d360 Kommunikationsgeräte und -techniken benutzen
Mobilität (d4)	Dieses Kapitel befasst sich mit der eigenen Bewegung durch Änderung der Körperposition oder -lage oder Verlagerung von einem Platz zu einem anderen, mit der Bewegung von Gegenständen durch Tragen, Bewegen oder Handhaben, mit der Fortbewegung durch Gehen, Rennen, Klettern oder Steigen sowie durch den Gebrauch verschiedener Transportmittel. Wesentliche Inhalte: *Die Körperposition ändern und aufrechterhalten* d410 Eine elementare Körperposition wechseln d415 In einer Körperposition verbleiben d420 Sich verlagern *Gegenstände tragen, bewegen und handhaben* d430 Gegenstände anheben und tragen d435 Gegenstände mit den unteren Extremitäten bewegen d440 Feinmotorischer Handgebrauch d445 Hand- und Armgebrauch *Gehen und sich fortbewegen* d450 Gehen d455 Sich auf andere Weise fortbewegen d460 Sich in verschiedenen Umgebungen fortbewegen d465 Sich unter Verwendung von Geräten/Ausrüstung fortbewegen *Sich mit Transportmitteln fortbewegen* d470 Transportmittel benutzen d475 Ein Fahrzeug fahren d480 Tiere zu Transportzwecken reiten
Selbstversorgung (d5)	Dieses Kapitel befasst sich mit der eigenen Versorgung, dem Waschen, Abtrocknen und der Pflege des eigenen Körpers und seiner Teile, dem An- und Ablegen von Kleidung, dem Essen und Trinken und der Sorge um die eigene Gesundheit. Wesentliche Inhalte: *Waschen und Pflege des eigenen Körpers* d510 Sich waschen d520 Seine Körperteile pflegen d530 Die Toilette benutzen *An- und Ablegen von Kleidung* d540 Sich kleiden *Essen und Trinken* d550 Essen d560 Trinken *Auf seine Gesundheit achten* d570 Auf seine Gesundheit achten
Häusliches Leben (d6)	Dieses Kapitel befasst sich mit der Ausführung von häuslichen und alltäglichen Handlungen und Aufgaben. Die Bereiche des häuslichen Lebens umfassen die Beschaffung einer Wohnung, von Lebensmitteln, Kleidung und anderen Notwendigkeiten, Reinigungs- und Reparaturarbeiten im Haushalt, die Pflege von persönlichen und anderen Haushaltsgegenständen und die Hilfe für andere.

Tabelle 1-6: *Fortsetzung*

Kapitel	Komponente Aktivitäten und Partizipation (Teilhabe) als Lebensdomänen (life domains)
	Wesentliche Inhalte: *Beschaffung von Lebensnotwendigkeiten* d610 Wohnraum beschaffen d620 Waren und Dienstleistungen des täglichen Bedarfs beschaffen *Haushaltsaufgaben* d630 Mahlzeiten vorbereiten d640 Hausarbeiten erledigen *Haushaltsgegenstände pflegen* d650 Haushaltsgegenstände pflegen *Haushaltsmitgliedern und anderen beim Lernen, Kommunizieren, der Selbstversorgung, der (Fort-)Bewegung innerhalb und außerhalb des Hauses helfen* d660 Anderen helfen
Interpersonelle Interaktionen und Beziehungen (d7)	Dieses Kapitel befasst sich mit der Ausführung von Handlungen und Aufgaben, die für die elementaren und komplexen Interaktionen mit Menschen (Fremden, Freunden, Verwandten, Familienmitgliedern und Liebespartnern) in einer kontextuell und sozial angemessenen Weise erforderlich sind. Wesentliche Inhalte: *Allgemeine interpersonelle Interaktionen* d710 Elementare interpersonelle Aktivitäten d720 Komplexe interpersonelle Interaktionen *Besondere interpersonelle Beziehungen* d730 Mit Fremden umgehen d740 Formelle Beziehungen d750 Informelle soziale Beziehungen d760 Familienbeziehungen d770 Intime Beziehungen
Bedeutende Lebensbereiche (d8)	Dieses Kapitel befasst sich mit der Ausführung von Aufgaben und Handlungen, die für die Beteiligung an Erziehung/Bildung, Arbeit und Beschäftigung sowie für die Durchführung wirtschaftlicher Transaktionen erforderlich sind. Wesentliche Inhalte: *Erziehung/Bildung* d810 Informelle Bildung/Ausbildung d815 Vorschulerziehung d820 Schulbildung d825 Theoretische Berufsausbildung d830 Höhere Bildung und Ausbildung *Arbeit und Beschäftigung* d840 Vorbereitung auf Erwerbstätigkeit d845 Eine Arbeit erhalten, behalten und beenden d850 Bezahlte Tätigkeit d855 Unbezahlte Tätigkeit *Wirtschaftliches Leben* d860 Elementare wirtschaftliche Transaktionen d865 Komplexe wirtschaftliche Transaktionen d870 Wirtschaftliche Eigenständigkeit
Gemeinschafts-, soziales und staatsbürgerliches Leben (d9)	Dieses Kapitel befasst sich mit Handlungen und Aufgaben, die für die Beteiligung am organisierten sozialen Leben außerhalb der Familie, in der Gemeinschaft sowie in verschiedenen sozialen und staatsbürgerlichen Lebensbereichen erforderlich sind. Wesentliche Inhalte: *Beteiligung am organisierten sozialen Leben außerhalb der Familie* d910 Gemeinschaftsleben

Tabelle 1-6: *Fortsetzung*

Kapitel	Komponente Aktivitäten und Partizipation (Teilhabe) als Lebensdomänen (life domains)
	d920 Erholung und Freizeit d930 Religion und Spiritualität d940 Menschenrechte d950 Politisches Leben und Staatsbürgerschaft

eingeschränkten oder beeinträchtigten) Tätigkeiten von Patient*innen beschrieben werden.

1.4 Core Sets in der ICF

Im Folgenden wird auf die Verwendung von ICF Core Sets eingegangen. Am Ende dieses Kapitels wird in einem Exkurs das ausführliche Core Set für Diabetes mellitus vorgestellt.

1.4.1 Was sind ICF Core Sets?

ICF Core Set ließe sich auch übersetzten mit ICF-Kern-Checkliste. Core Sets umfassen eine Auswahl von Inhalten aus der ICF, das heißt, sie sind eine (Check-)Liste von ICF-Kategorien (aus allen Komponenten) mit den wichtigsten Inhalten zu einer speziellen Gesundheitsstörung oder Diagnose, z.B. bei Schlaganfall, Diabetes mellitus oder Autismus. Sinn und Zweck für eine Erstellung von ICF Core Sets ist also, die bedeutendsten Aspekte der Funktionsfähigkeit eines Menschen mit einer spezifischen Gesundheitsstörung oder Diagnose mit möglichst wenigen Kategorien zu beschreiben. Die ICF kann und soll fachlich notwendige Assessments, egal ob in der Pflege, Therapie oder Medizin, nicht ersetzen. Für die individuelle Beschreibung des Gesundheitszustandes ist ein personbezogenes und individuell-ganzheitliches Herangehen notwendig, wenn die Wünsche von Patient*innen berücksichtigt werden sollen. Dies ist in einem hermeneutischen und diskursiven (ICF-orientierte Beschreibung aus unterschiedlichen Perspektiven), nicht aber in einem metrisch orientierten Verfahren (klassisches fachbezogenes Assessment) möglich. Die ICF als Klassifikation ist selbst nicht als Assessmentinstrument vorgesehen. Deshalb ist es auch nicht verwunderlich, dass der Versuch, die ICF als solches zu nutzen, in der Praxis nicht möglich ist (z.B. Zeitkorridore in der Pflege mit ICF-Kodes zu ermitteln). Allerdings können solche Assessments aus der ICF-Klassifikation abgeleitet werden.

Manche Fachleute kritisieren Core Sets, da sie in diesen eine eingeschränkte ICF-Checkliste sehen. Hierzu sollte klargestellt werden, dass selbstverständlich nicht alle Kategorien aus einem Core Set für eine spezifische Gesundheitsstörung, z.B. Schlaganfall, auf alle Menschen mit derselben Gesundheitsstörung zutreffen müssen. Und ebenso selbstverständlich können Inhalte und Kategorien für einen Menschen mit Schlaganfall bedeutsam sein, die nicht im Core Set aufgeführt sind. Sofern ein Mensch mit einem Schlaganfall zusätzliche Gesundheitsstörungen (sogenannte Komorbiditäten) hat (z.B. Diabetes mellitus und eine Depression), ist zu erwarten, dass weitere Inhalte aus der ICF bei der Beschreibung des Gesundheitszustandes aufzuführen sind, die nicht im Core Set „Schlaganfall“ beschrieben sind.

Sofern diese „Einschränkungen“ Beachtung finden, können ICF Core Sets die Anwendung der ICF in der Praxis (z.B. in der Medizin, Pflege, Rehabilitation oder bei der Bedarfsermittlung) und Forschung erleichtern. Denn die großen Vorteile in der Praxis sind die gemeinsame Sprache ICF für alle Fachkräfte, die Vereinfachung der interdisziplinären Zusammenarbeit sowie der ganzheitliche Blick mit individueller

Einbeziehung von Kontext (z.B. Familienmitglieder, Freunde, Fachkräfte, Wohnumfeld, Unterstützungsdienste, finanzielle Möglichkeiten etc.) und Person (mit ihren individuellen Eigenschaften und Attributen).

ICF Core Sets wurden u.a. schon für folgende chronische Gesundheitsstörungen entwickelt:

- Adipositas
- Autismus
- COPD (chronisch obstruktive Lungenerkrankung) und Asthma bronchiale
- depressive Störungen
- Diabetes mellitus
- ischämische Herzkrankheiten
- rheumatoide Arthritis
- Schlaganfall (Apoplex).

Im Internet können zu vielen spezifischen Störungsbildern und Krankheiten Core Sets in deutscher Übersetzung angeschaut und heruntergeladen werden. In deutscher Übersetzung kann beim ICF Research Branch (Forschungszweig) ein vollständiger ICF-basierter Dokumentationsbogen für viele Gesundheitsstörungen erzeugt werden (https://www.icf-core-sets.org/de/page1.php).

Am Ende dieses Kapitels wird das Core Set Diabetes mellitus vorgestellt.

1.4.2 Wie sind die ICF Core Sets entstanden?

Für viele bisher veröffentlichte ICF Core Sets wurden oft in erster Linie oder auch ausschließlich Fachkräfte nach besonders bedeutsamen Inhalten bei spezifischen Gesundheitsstörungen gefragt sowie klinische Daten und wissenschaftliche Literatur ausgewertet. Das heißt, es gibt auch Core Sets, bei denen bislang keine Befragung der Betroffenen (mit dem jeweiligen Gesundheitsproblem) umfänglich erfolgt ist. Partizipative Forschung sollte jedoch immer die Betroffenen miteinbeziehen. Auf der anderen Seite gibt es aber schon viele Core Sets, bei denen die Einbeziehung von Betroffenen selbstverständlich erfolgt ist. Ein Beispiel hierfür ist das Core Set für die Autismus-Spektrum-Störung (ASS). Bei dessen Erstellung hat eine international und interdisziplinär besetzte Arbeitsgruppe im Auftrag der WHO die ICF Core Sets für ASS entwickelt (Bölte et al., 2019). Dabei wurden Fachkräfte aus Sozial- und Gesundheitsberufen sowie Menschen mit ASS und deren Angehörige befragt, was aus ihrer Sicht für den Gesundheitszustand von Menschen mit ASS bedeutsam ist. Ergänzend erfolgte eine Auswertung der wissenschaftlichen Literatur und von klinischem Aktenmaterial (aus der Forschung und Versorgung von Menschen mit ASS). Nach den Auswertungen der vier Teilstudien wurden verschiedene Core Sets für Menschen mit ASS beschrieben (Bölte et al., 2018):

- kurze und ein ausführliches Core Set/s sowie
- altersübergreifende und solche für besondere Altersgruppen (0–5 Jahre, 6–16 Jahre, 17 Jahre und älter).

Mit einem Core Set (als offene ICF-Checkliste) können sowohl Schädigungen, Beeinträchtigungen und Barrieren als auch Ressourcen und Förderfaktoren des Menschen beschrieben werden. Dies unterstreicht, dass die ICF sich für das Beschreiben von Ressourcen *und* von Einschränkungen/Defiziten, also von Stärken und von Störungen, eignet. Sofern Patient*innen nach ihren Wünschen und Zielen befragt werden, benennen sie oft Aktivitäten oder Inhalte aus dem Bereich der Teilhabe (mit meiner Freundin Kaffee trinken und erzählen). Die Unterstützungskonzepte richten sich dann an diesen Zielen und Wünschen der Betroffenen aus. Dies wird von Fachleuten als Partizipationsorientierung bezeichnet. In der ICF wird dies mit den neun Lebensbereichen (d1–d9), in denen Aktivitäten und die Partizipation aufgeführt sind, beschrieben. Die Beschreibung der Aktivitäten und der Teilhabe ist dabei immer in Beziehung zum individuellen Kontext zu sehen. Das Aufführen von Umweltfaktoren in den ICF Core Sets macht deutlich, dass diese für die Patient*innen von großer Bedeutung sind. Von ihnen hängt es oft ab, ob die gewünschte Aktivität oder Teilhabe für einen Menschen mit einer Gesundheitsstörung unterstützt (Umweltfaktoren als Förderfaktoren) oder eher gehemmt wird (Umweltfaktoren als Barrieren).

1.4.3 Zusammenfassung

- ICF Core Sets umfassen als ICF-Checkliste eine Auswahl von Inhalten aus der ICF, das heißt, sie sind eine Liste von ICF-Kategorien mit besonders bedeutsamen Inhalten bei einer Gesundheitsstörung (z. B. Diabetes).
- Selbstverständlich müssen nicht alle diese Inhalte aus einem Core Set für eine spezifische Gesundheitsstörung auf alle Menschen mit dieser Diagnose zutreffen. Es können auch Kategorien und Inhalte für einen Menschen mit dieser Diagnose bedeutsam sein, die nicht im entsprechenden Core Set aufgeführt sind.
- Sofern ein Mensch weitere Gesundheitsstörungen und Diagnosen (sogenannte Komorbiditäten) hat, ist zu erwarten, dass weitere Inhalte aus der ICF eine Rolle spielen, die nicht im spezifischen Core Set beschrieben sind.
- ICF Core Sets helfen dabei, die Anwendung der ICF in der Praxis zu erleichtern.

1.4.4 Exkurs: Ausführliches Core Set Diabetes

Bei der Entwicklung des Core Set Diabetes wurden die Ergebnisse aus verschiedenen Studien zusammengetragen (Literaturanalyse, Befragungen von Betroffenen und Fachleuten). Das Zusammenführen der Ergebnisse führte zur Erfassung von 99 ICF-Kategorien für das ausführliche *(comprehensive)* und 33 ICF-Kategorien für das kurze *(brief)* Core Set (ICF Research Branch, 2023). Das kurze oder ausführliche Core Set könnte beispielsweise in der klinischen Praxis (der Pflege) oder bei wissenschaftlichen Untersuchungen genutzt werden. Abgedruckt ist hier das ausführliche Core Set für Diabetes mit 99 ICF-Kategorien (die durch 85 vierstellige ICF-Kodes repräsentiert werden. Sofern Unterkategorien angesprochen werden, sind diese in der Box „Beschreibung Inhalt“ mit dem fünfstelligen Kode aufgeführt) (Ruof et al., 2004).

Das ICF Core Set Diabetes (mit insgesamt 99 Kategorien) setzt sich wie folgt zusammen:

- 36 Körperfunktionen
- 16 Körperstrukturen
- 18 Aktivitäten und Teilhabe/Partizipation (Lebensbereiche)
- 29 Umweltfaktoren
- Personbezogene Faktoren sind nicht aufgelistet (werden nicht klassifiziert).

Damit wird deutlich, dass Patient*ientinnen mit dem Core Set Diabetes ganzheitlich beschrieben werden können.

1.5 Kodieren und Dokumentieren mit der ICF

Mit der Klassifikation der ICF können Gesundheitszustände transparent, nachvollziehbar und ökonomisch dokumentiert werden, das heißt, die Anwendung der ICF zu Dokumentationszwecken beansprucht keinen zeitlichen Mehraufwand im Vergleich zu bisherigen Dokumentationsformen. Dies gilt allerdings nur dann, wenn eine gut geplante Umstellung der Dokumentationssysteme erfolgt („Umbau statt Anbau“). Eine solche Umstellung muss also gut vorbereitet werden und am besten in das bestehende Qualitätsmanagementsystem eingebettet sein. Sofern keine solche Anpassung (Umbau) erfolgt, sondern eine bestehende Dokumentation mit einer zusätzlichen ICF-Erfassung vorgenommen wird (Anbau), resultieren daraus meist Mehrarbeit und Frustration für die Fachkräfte (Seidel & Schneider, 2021).

Für die Anwendung der ICF in der Praxis, also auch für das Klassifizieren und Kodieren mit der ICF, sind die von der WHO beschriebe-

Tabelle 1-7: Ausführliches Core Set für Diabetes mellitus (Quelle: „ICF: Internationale Klassifikation der Funktionsfähigkeit, Behinderung und Gesundheit," von DIMDI (Hrsg.), 2005, Med. Medien-Informations-GmbH, S. 52–142; „ICF Core Set for Diabetes Mellitus," von ICF-Research Branch, 2023, S. 1–3 (https://www.icf-research-branch.org/images/ICF%20Core%20Sets%20Download/Comprehensive_and_Brief_ICF_Core_Sets_Diabetes_Mellitus.pdf).)

ICF-Code	ICF-Kategorie	Beschreibung Inhalt
	Körperfunktionen (b)	Ressource oder Schädigung der Funktionen für/betreffend
b110	Funktionen des Bewusstseins	Allgemeine mentale Funktionen, die die bewusste Wahrnehmung und Wachheit einschließlich Klarheit und Kontinuität des Wachheitszustandes betreffen (z. B. Bewusstseinszustand oder Qualität des Bewusstseins)
b130	Funktionen der psychischen Energie und des Antriebs	Allgemeine mentale Funktionen, die physiologische und psychologische Vorgänge betreffen, welche bei einer Person ein nachhaltiges Streben nach Befriedigung bestimmter Bedürfnisse und die Verfolgung allgemeiner Ziele verursachen b1300 Ausmaß der psychischen Energie b1302 Appetit
b134	Funktionen des Schlafes	Schlafdauer Schlafbeginn Aufrechterhaltung des Schlafes (Durchschlafen) Schlafqualität Am Schlafzyklus beteiligte Funktionen (REM- und NREM-Schlaf)
b140	Funktionen der Aufmerksamkeit	Daueraufmerksamkeit Wechsel oder Lenkung der Aufmerksamkeit Geteilte Aufmerksamkeit (Fokussierung auf zwei oder mehr Reize) Mit anderen geteilte Aufmerksamkeit (z. B. Kind und Mutter konzentrieren sich auf ein Spielzeug)
b152	Emotionale Funktionen	(Situations-)Angemessenheit der Emotion Affektkontrolle Spannweite von Emotionen
b210	Funktion des Sehens (Sehsinn)	Sinnesfunktionen bezüglich der Wahrnehmung von Licht sowie von Form, Größe, Gestalt und Farbe des visuellen Reizes Sehschärfe Gesichtsfeld Qualität des Sehvermögens
b260	Die Propriozeption betreffende Funktionen	Sinnesfunktionen, die die Wahrnehmung der Position der einzelnen Körperteile in Relation zum Körper betreffen
b265	Funktionen des Tastens (Tastsinn)	Sinnesfunktionen, die das Erkennen von Oberflächen sowie deren Beschaffenheit oder Qualität betreffen
b270	Sinnesfunktionen bezüglich Temperatur und anderer Reize	Temperaturempfinden Vibrationsempfinden Druck- und Berührungsempfinden Wahrnehmung schädlicher Reize (z. B. schmerzhaft)
b280	Schmerz	Empfinden eines unangenehmen Gefühls, das mögliche oder tatsächliche Schäden einer Körperstruktur anzeigt Generalisierter Schmerz Schmerz in einem Körperteil Schmerzen in mehreren Körperteilen In ein Dermatom ausstrahlender Schmerz

Tabelle 1-7: *Fortsetzung*

ICF-Code	ICF-Kategorie	Beschreibung Inhalt
b410	Herzfunktionen	Pumpfunktionen des Herzens zur Sicherstellung der Blutzufuhr zum Körper mit adäquatem oder erforderlichem Volumen und Druck
b415	Blutgefäßfunktionen	Funktionen, die den Bluttransport durch den Körper betreffen
b420	Blutdruckfunktionen	Funktionen, die die Aufrechterhaltung des arteriellen Blutdrucks betreffen
b430	Funktionen des hämatologischen Systems	Funktionen, die die Blutbildung, den Sauerstoff- und Metaboliten-Transport sowie die Blutgerinnung betreffen
b435	Funktionen des Immunsystems	Schutzfunktionen des Körpers mittels spezifischer oder unspezifischer Immunantwort gegen Fremdsubstanzen, einschließlich Infektionen
b455	Funktionen der kardiorespiratorischen Belastbarkeit	Funktionen, die die Kapazität des respiratorischen und kardiovaskulären Systems zur Erbringung von Ausdauerleistungen betreffen b4450 Funktionen, die die allgemeine Toleranzschwelle für physische Belastungen oder Ausdauer betreffen b4551 Funktionen, die die Belastungsgrenze des aeroben Stoffwechsels betreffen b4552 Funktionen, die die Ermüdbarkeit bei jedem Belastungsgrad betreffen
b515	Verdauungsfunktionen	Funktionen, die den Transport von Speisen durch den Verdauungskanal, die Aufschlüsselung und Absorption von Nährstoffen betreffen
b530	Funktionen der Aufrechterhaltung des Körpergewichts	Funktionen, die das Aufrechterhalten eines angemessenen Körpergewichts einschließlich Gewichtszunahme während der Körperentwicklung betreffen
b540	Allgemeine Stoffwechselfunktionen	Funktionen, die die Regulierung der notwendigen Nahrungsbausteine wie Kohlenhydrate, Eiweiße und Fette sowie deren Umwandlung in Energie betreffen
b545	Funktionen des Wasser-, Mineral- und Elektrolythaushaltes	Funktionen, die die Regulation von Wasser, Mineralien und Elektrolyten im Körper betreffen
b555	Funktionen der Wärmeregulation	Funktionen, die die Regulation der Körpertemperatur betreffen
b610	Harnbildungsfunktionen	Funktionen, die die Filtration und Sammlung des Harns betreffen
b620	Miktionsfunktionen	Funktionen, die die Beförderung des Urins aus der Harnblase nach außen betreffen
b630	Mit der Harnbildung und -ausscheidung verbundene Empfindungen	Empfindungen, die durch die Entleerung und durch entsprechende Funktionen hervorgerufen werden
b640	Sexuelle Funktionen	Mentale und physische Funktionen, die mit dem Geschlechtsakt einschließlich der Stadien der Erregung, des Vorspiels, des Orgasmus und der Entspannung im Zusammenhang stehen

Tabelle 1-7: *Fortsetzung*

ICF-Code	ICF-Kategorie	Beschreibung Inhalt
b660	Fortpflanzungsfunktionen	Funktionen, die mit der Fertilität, Schwangerschaft, Geburt und Laktation verbunden sind
b710	Funktionen der Gelenkbeweglichkeit	Funktionen, die den Bewegungsumfang und die Leichtigkeit des Bewegungsablaufes betreffen
b730	Funktionen der Muskelkraft	Funktionen, die im Zusammenhang mit der Kontraktionskraft eines Muskels oder von Muskelgruppen stehen
b810	Schutzfunktionen der Haut	Funktionen der Haut zum Schutz des Körpers vor schädlichen physikalischen, chemischen und biologischen Einflüssen
b820	Heilfunktion der Haut	Funktionen, die die Heilung von Wunden und anderen Schäden der Haut betreffen
b840	Auf die Haut bezogene Empfindungen	Empfindungen im Zusammenhang mit der Haut, wie Juckreiz, brennende und stechende Empfindungen
	Körperstrukturen (s)	**Ressource oder Schädigung der Struktur (Anatomie) betreffend**
s140	Struktur des sympathischen Nervensystems	
s150	Struktur des parasympathischen Nervensystems	
s220	Struktur des Augapfels (Bulbus)	
s410	Struktur des kardiovaskulären Systems	s4100 Herz s4101 Arterien s4102 Venen s4103 Kapillaren
s550	Struktur der Leber	
s610	Struktur der ableitenden Harnwege	s6100 Nieren
s630	Struktur der Geschlechtsorgane	
s750	Struktur der unteren Extremitäten	
s810	Struktur der Hautregionen	
s830	Struktur der Nägel	
	Aktivitäten und Teilhabe (Partizipation) (d)	**Ressourcen oder Beeinträchtigungen in den Lebensbereichen**
d240	Mit Stress und anderen psychischen Anforderungen umgehen	Einfache oder komplexe und koordinierte Handlungen durchzuführen, um die psychischen Anforderungen, die erforderlich sind, um Aufgaben, die besondere Verantwortung beinhalten sowie mit Stress, Störungen und Krisensituationen verbunden sind, zu handhaben und zu kontrollieren, wie ein Fahrzeug bei dichtem Verkehr fahren oder viele Kinder betreuen

Tabelle 1-7: *Fortsetzung*

ICF-Code	ICF-Kategorie	Beschreibung Inhalt
d450	Gehen	Sich zu Fuß auf einer Oberfläche Schritt für Schritt so fortzubewegen, dass stets wenigstens ein Fuß den Boden berührt, wie beim Spazieren, Schlendern, Vorwärts-, Rückwärts- oder Seitwärtsgehen
d455	Sich auf andere Weise fortbewegen	Sich auf andere Weise als gehend von einem Ort zu einem anderen fortzubewegen, wie über einen Fels klettern oder eine Straße entlang rennen, springen, spurten, hüpfen, einen Purzelbaum schlagen oder um Hindernisse rennen
d475	Ein Fahrzeug fahren	Ein Fahrzeug oder das Tier, das es zieht, zu kontrollieren und zu bewegen, unter eigener Leitung zu reisen oder über ein beliebiges Fahrzeug zu verfügen wie ein Auto, Fahrrad, Boot oder ein von einem Tier angetriebenes Fahrzeug
d520	Seine Körperteile pflegen	Sich um seine Körperteile wie Haut, Gesicht, Zähne, Kopfhaut, Nägel und Genitalien über das Waschen und Abtrocknen hinaus zu kümmern
d570	Auf seine Gesundheit achten	Für physischen Komfort, Gesundheit sowie für physisches und mentales (psychisches) Wohlbefinden zu sorgen, Gesundheitsschäden vermeiden, für Impfschutz und regelmäßige ärztliche Untersuchungen sorgen
d620	Waren und Dienstleistungen des täglichen Bedarfs beschaffen	Alle Waren und Dienstleistungen des täglichen Bedarfs auszuwählen, zu beschaffen und zu transportieren, wie z. B. Lebensmittel, Getränke, Kleidung, Reinigungsmaterial; Versorgungs- und andere Dienstleistungen für den Haushalt beschaffen
d630	Mahlzeiten vorbereiten	Einfache und komplexe Mahlzeiten für sich selbst und andere zu planen, zu organisieren, zu kochen und anzurichten, wie ein Menü zubereiten, Getränke vorbereiten und die Speisen servieren
d750	Informelle soziale Beziehungen	Mit anderen Kontakte aufzunehmen, wie bei gelegentlichen Beziehungen mit Leuten, die in derselben Gemeinschaft oder am selben Wohnsitz leben (z. B. Freunde, Peers, Nachbarn, Bekannte, Mitbewohner)
d760	Familienbeziehungen	Beziehungen zu Verwandten aufzubauen und aufrechtzuerhalten, wie mit Mitgliedern der Kernfamilie, des erweiterten Familienkreises, der Pflege- und angenommenen Familie
d770	Intime Beziehungen	Intime oder Liebesbeziehungen zwischen Individuen aufzubauen und aufrechtzuerhalten, wie zwischen Ehemann und -frau, sich Liebenden oder Sexualpartnern
d845	Eine Arbeit erhalten, behalten und beenden	Eine Beschäftigung zu suchen, zu finden und auszuwählen, eine angebotene Arbeitsstelle anzunehmen, eine Anstellung, eine Gewerbetätigkeit, eine allgemeine oder eine gehobene berufliche Tätigkeit zu behalten und darin aufzusteigen sowie ein Arbeitsverhältnis in geeigneter Weise zu beenden
d850	Bezahlte Tätigkeit	Sich an allen Aspekten bezahlter Arbeit in Form von Beschäftigung, Gewerbetätigkeit, beruflicher Tätigkeit oder anderer Art von Erwerbstätigkeit zu beteiligen
d920	Erholung und Freizeit	Sich an allen Formen des Spiels, von Freizeit- oder Erholungsaktivitäten zu beteiligen d9201 Sport d9204 Hobbys d9205 Geselligkeit

Tabelle 1-7: *Fortsetzung*

<table>
<tr><th>ICF-Code</th><th>ICF-Kategorie</th><th>Beschreibung Inhalt</th></tr>
<tr><td></td><td>Umweltfaktoren (e)</td><td>Förderfaktoren oder Barrieren</td></tr>
<tr><td>e110</td><td>Produkte und Substanzen für den persönlichen Verbrauch</td><td>Lebensmittel
Medikamente</td></tr>
<tr><td>e115</td><td>Produkte und Technologien zum persönlichen Gebrauch im täglichen Leben</td><td>Allgemeine Produkte zum persönlichen Gebrauch (z. B. Kleidung, Geräte, Möbel, Werkzeuge)
Hilfsprodukte und unterstützende Technologien für den persönlichen Gebrauch im täglichen Leben (z. B. Prothesen, Steuerungsgeräte)</td></tr>
<tr><td>e310</td><td>Engster Familienkreis</td><td>Personen, die von der Kultur als engster Familienkreis anerkannt sind, wie Ehepartner, Lebensgefährten, Eltern, Geschwister, Kinder, Pflegeeltern, Adoptiveltern und Großeltern</td></tr>
<tr><td>e315</td><td>Erweiterter Familienkreis</td><td>Personen, die von der Kultur als erweiterter Familienkreis anerkannt sind, wie Tanten, Onkel, Neffen, Nichten</td></tr>
<tr><td>e320</td><td>Freunde</td><td>Freunde (Bekanntschaft mit Vertrauen und gegenseitiger Unterstützung)</td></tr>
<tr><td>e325</td><td>Bekannte, Seinesgleichen (Peers), Kollegen, Nachbarn und andere Gemeindemitglieder</td><td>Bekannte, Seinesgleichen (Peers), Kollegen, Nachbarn, Gemeindemitglieder (die z. B. gemeinsame Interessen oder andere Zugehörigkeiten teilen)</td></tr>
<tr><td>e330</td><td>Autoritätspersonen</td><td>Personen mit Entscheidungsverantwortung für andere (z. B. Erzieherin, Lehrer, Arbeitgeber, Vertreter im Amt, Vormund)</td></tr>
<tr><td>e340</td><td>Persönliche Hilfs- und Pflegepersonen</td><td>Personen, die Dienstleistungen (Hilfe und Pflege) erbringen zur Unterstützung von Aktivitäten im Kontext (Aus-)Bildung, Arbeit am Arbeitsplatz, Haus- und Freizeitbereich</td></tr>
<tr><td>e355</td><td>Fachleute der Gesundheitsberufe</td><td>Fachkräfte, die im Gesundheitssystem arbeiten (z. B. aus der Medizin, Pflege, Therapie, Sozialberatung)</td></tr>
<tr><td>e360</td><td>Andere Fachleute</td><td>Alle Fachleute, die außerhalb des Gesundheitssystems arbeiten (z. B. Sozialarbeiter, Rechtanwälte, pädagogische Fachkräfte, Lehrer)</td></tr>
<tr><td colspan="3">e4: Was ist mit Einstellungen in der ICF gemeint?
Einstellungen sind allgemeine oder spezifische Meinungen und Überzeugungen (Haltungen) von Menschen, die beobachtbare Konsequenzen von Sitten, Bräuchen, Weltanschauungen, Werten, Normen, tatsächlichen oder religiösen Überzeugungen sind. Diese Einstellungen beeinflussen individuelles Verhalten und soziales Leben auf allen Ebenen (von zwischenmenschlichen Beziehungen bis hin zu tieferen gesellschaftlichen Strukturen). Die Einstellungen beziehen sich auf Personen des Umfeldes (als Umweltfaktor) der zu beschreibenden Person und nicht auf die zu beschreibende Person selbst.</td></tr>
<tr><td>e410</td><td>Individuelle Einstellungen der Mitglieder des engsten Familienkreises</td><td>Einstellungen der Mitglieder des engsten Familienkreises, die eine bestimmte Person oder andere Dinge (z. B. soziale, politische und ökonomische Themen) betreffen, und die individuelles Verhalten und Handlungen beeinflussen</td></tr>
<tr><td>e415</td><td>Individuelle Einstellungen der Mitglieder des erweiterten Familienkreises</td><td>Einstellungen der Mitglieder des erweiterten Familienkreises, die eine bestimmte Person oder andere Dinge (z. B. soziale, politische und ökonomische Themen) betreffen, und die individuelles Verhalten und Handlungen beeinflussen</td></tr>
</table>

Tabelle 1-7: *Fortsetzung*

<table>
<tr><th>ICF-Code</th><th>ICF-Kategorie</th><th>Beschreibung Inhalt</th></tr>
<tr><td>e420</td><td>Individuelle Einstellungen von Freunden</td><td>Einstellungen von Freunden, die eine bestimmte Person oder andere Dinge (z. B. soziale, politische und ökonomische Themen) betreffen, und die individuelles Verhalten und Handlungen beeinflussen</td></tr>
<tr><td>e425</td><td>Individuelle Einstellungen von Bekannten, Seinesgleichen (Peers), Kollegen, Nachbarn und anderen Gemeindemitgliedern</td><td>Allgemeine oder spezifische Meinungen und Überzeugungen von Bekannten, Seinesgleichen (Peers), Kollegen, Nachbarn und anderen Gemeindemitgliedern, die eine bestimmte Person oder andere Dinge (z. B. soziale, politische und ökonomische Themen) betreffen, und die individuelles Verhalten und Handlungen beeinflussen</td></tr>
<tr><td>e430</td><td>Individuelle Einstellungen von Autoritätspersonen</td><td>Einstellungen von Autoritätspersonen, die eine bestimmte Person oder andere Dinge (z. B. soziale, politische und ökonomische Themen) betreffen, und die individuelles Verhalten und Handlungen beeinflussen</td></tr>
<tr><td>e450</td><td>Individuelle Einstellungen von Fachleuten der Gesundheitsberufe</td><td>Einstellungen von Fachleuten der Gesundheitsberufe, die eine bestimmte Person oder andere Dinge (z. B. soziale, politische und ökonomische Themen) betreffen, und die individuelles Verhalten und Handlungen beeinflussen</td></tr>
<tr><td>e455</td><td>Individuelle Einstellungen von anderen Fachleuten</td><td>Einstellungen von anderen Fachleuten, die eine bestimmte Person oder andere Dinge (z. B. soziale, politische und ökonomische Themen) betreffen, und die individuelles Verhalten und Handlungen beeinflussen</td></tr>
<tr><td>e465</td><td>Gesellschaftliche Normen, Konventionen und Weltanschauungen</td><td>Sitten, Praktiken/Bräuche, Regeln sowie abstrakte Wertsysteme und normative Überzeugungen, die gesellschaftliche und individuelle Gewohnheiten und Verhaltensweisen beeinflussen oder schaffen, wie z. B. gesellschaftliche Normen der Moral, der religiösen Verhaltensweisen, Normen, Konventionen oder Etikette</td></tr>
<tr><td colspan="3">e5: Was ist mit Dienste, Systeme und Handlungsgrundsätze in der ICF gemeint?
Dienste erbringen Leistungen, strukturierte Programme und Tätigkeiten in verschiedenen Sektoren der Gesellschaft, um die Bedürfnisse der Menschen zu decken. In „Dienste“ eingeschlossen sind die Personen, die die Dienste erbringen. Dienste können öffentlich, privat oder freiwillig und auf lokaler, kommunaler, regionaler, staatlicher oder internationaler Ebene durch Individuen, Vereinigungen, Organisationen, Agenturen oder Regierungen eingerichtet sein.
Systeme stellen die administrativen Steuerungs- und Organisationsmechanismen dar und sind von Regierungen sowie von anderen anerkannten Stellen eingerichtet. Diese Systeme haben den Zweck, die Dienste, die Unterstützung, strukturierte Programme und Tätigkeiten in verschiedenen Sektoren der Gesellschaft zur Verfügung zu stellen, zu organisieren, zu kontrollieren und zu steuern.
Handlungsgrundsätze setzen sich aus Regeln, Vorschriften, Konventionen und Standards zusammen und sind von Regierungen sowie von anderen anerkannten Stellen geschaffen. Handlungsgrundsätze regeln und regulieren die Systeme, die die Dienste, strukturierten Programme und Tätigkeiten in verschiedenen Sektoren der Gesellschaft organisieren, kontrollieren und steuern.</td></tr>
<tr><td>e510</td><td>Dienste, Systeme und Handlungsgrundsätze für die Konsumgüterproduktion</td><td>Dienste, Systeme und Handlungsgrundsätze, welche die Grundlage bilden und Vorsorge treffen für die Produktion von Objekten und Erzeugnissen, die von Menschen verbraucht oder benutzt werden</td></tr>
<tr><td>e550</td><td>Dienste, Systeme und Handlungsgrundsätze der Rechtspflege</td><td>Dienste, öffentliche Einrichtungen und Handlungsgrundsätze, die die Gesetzgebung und andere Rechtsprechungen eines Landes betreffen (z. B. Gesetzgebung, Vorschriften, nationales und internationales Recht; Gerichte, Schieds- und Schlichtungsstellen, Erziehungsheime, Strafvollzugsanstalten)</td></tr>
</table>

Tabelle 1-7: *Fortsetzung*

ICF-Code	ICF-Kategorie	Beschreibung Inhalt
e555	Dienste, Systeme und Handlungsgrundsätze von Vereinigungen und Organisationen	Dienste und Programme von Personen, die sich zwecks Verfolgung allgemeiner, nichtkommerzieller Interessen mit anderen Personen mit gleichen Interessen zusammengeschlossen haben, wobei die Erbringung solcher Dienste an eine Mitgliedschaft gebunden sein kann
e560	Dienste, Systeme und Handlungsgrundsätze des Medienwesens	Dienste, Systeme und Handlungsgrundsätze für die Massenkommunikation über Radio, Fernsehen, Zeitungen und Internet
e570	Dienste, Systeme und Handlungsgrundsätze der sozialen Sicherheit	Dienste, Systeme und Handlungsgrundsätze für die finanzielle Unterstützung von Menschen, welche aufgrund von Alter, Armut, Arbeitslosigkeit, Gesundheitsproblemen oder Behinderung staatliche Unterstützung benötigen, die entweder durch Steueraufkommen oder Beitragssysteme finanziert wird
e575	Dienste, Systeme und Handlungsgrundsätze der allgemeinen sozialen Unterstützung	Dienste, Systeme und Handlungsgrundsätze für diejenigen, die Hilfe in Bereichen wie Einkaufen, Hausarbeit, Beförderung, Selbstversorgung und anderen benötigen, um eine vollständigere Partizipation (Teilhabe) am Leben in der Gesellschaft zu erlangen
e580	Dienste, Systeme und Handlungsgrundsätze des Gesundheitswesens	Dienste, Systeme und Handlungsgrundsätze zur Vorbeugung (Prävention) und Behandlung von Gesundheitsproblemen, zur medizinischen Rehabilitation und zur Förderung einer gesunden Lebensführung
e585	Dienste, Systeme und Handlungsgrundsätze des Bildungs- und Ausbildungswesens	Dienste, Systeme und Handlungsgrundsätze für die Aneignung, Erhaltung und Vergrößerung von Wissen, Fachkenntnissen und beruflichen oder künstlerischen Fertigkeiten (z.B. Vorschuleinrichtungen, Schulen und Schulprogramme, berufliche Bildungs-/Ausbildungsprogramme, Schulung von Fertigkeiten und Kenntnissen, Lehrlingsausbildung, Fort- und Weiterbildung)
e590	Dienste, Systeme und Handlungsgrundsätze des Arbeits- und Beschäftigungswesens	Dienste, Systeme und Handlungsgrundsätze zur Vermittlung passender Arbeit für Personen, die arbeitslos sind oder den Arbeitsplatz wechseln wollen, oder zur Unterstützung von Arbeitnehmern, die einen Aufstieg beabsichtigen. Ebenso Handlungsgrundsätze und Standards für den Arbeitsschutz, geschützte und freie Beschäftigung, Arbeitsstandards und -recht sowie Gewerkschaften.
e595	Dienste, Systeme und Handlungsgrundsätze der Politik	Dienste, Systeme und Handlungsgrundsätze, die Abstimmungen, Wahlen und Regieren von Ländern, Regionen, Kommunen sowie internationalen Organisationen betreffen

nen ethischen Leitlinien zum Gebrauch und zur Nutzung der ICF zu beachten. Diese Leitlinien legen fest, dass die ICF nie benutzt werden sollte, um einzelne Menschen zu etikettieren oder sie nur mittels einer oder mehrerer Kategorien von Behinderung zu identifizieren. Das Individuum mit seinem ihm innewohnenden Wert soll stets geschätzt und seine Autonomie respektiert werden (WHO, 2001, 2007). Die ICF liefert „eine Beschreibung von Situationen bezüglich menschlicher Funktionsfähigkeit und ihrer Beeinträchtigungen und dient als Organisationsrahmen dieser Informationen" (DIMDI, 2005, S. 13). Das heißt auch, dass die ICF nicht

Personen klassifiziert, sondern dass sie die Situation einer Person mithilfe von Gesundheits- oder mit Gesundheit zusammenhängender Domänen beschreibt.

Ob und wie ausführlich das Kodieren mit der ICF erfolgt, sollte in der Praxis immer vor dem Hintergrund entschieden werden, inwieweit mit dem Kodieren ein Nutzen erzielt wird. Hierüber ist also intrainstitutionell sowie mit den Kooperationspartner*innen im Sozialraum zu beraten und zu entscheiden. Die Anwendung der Philosophie der ICF (ganzheitliches Erfassen des Gesundheitszustandes, Personzentrierung, Partizipationsorientierung) ist bedeutender als das Kodieren (Seidel & Schneider, 2021).

Der Gesundheitszustand und die mit Gesundheit zusammenhängenden Zustände einer Person können mit einer Reihe von Kodes abgebildet werden, welche die beiden Teile der Klassifikation umfassen (WHO, 2001). Die Kodes können individuell „narrativ" mit konkreten Beschreibungen ergänzt werden. Dadurch wird die Dokumentation mit der ICF an das Individuum angepasst (Seidel & Schneider, 2021).

Beispiel:
d450 Gehen

- Wortlaut der ICF: „Sich zu Fuß auf einer Oberfläche Schritt für Schritt so fortzubewegen, dass stets wenigstens ein Fuß den Boden berührt, wie beim Spazieren, Schlendern, Vorwärts-, Rückwärts- oder Seitwärtsgehen" (DIMDI, 2005, S. 107).
- individuelle Beschreibung: Freies Gehen ist für Frau Schmidt auch mit Hilfsmitteln nicht mehr möglich.

Für das Kodierungssystem in der ICF wird ein alphanumerisches (aus Buchstaben und Ziffern bestehendes) System benutzt, bei dem die Buchstaben als Präfix verwendet werden:

- „b" für Körperfunktionen (*body* functions)
- „s" für Körperstrukturen (body *structures*)
- „d" für die Lebensbereiche (life *domains*)
- „e" für Umweltfaktoren (*environmental* factors).

Für den Umgang mit der ICF müssen Anwender*innen keine Kodes auswendig lernen. Die vier Präfixe „b", „s", „d" und „e" müssen den Komponenten zugeordnet werden können. Jedem Buchstaben folgt ein numerischer Kode, der mit der Kapitelnummer (erste Ziffer) beginnt, gefolgt von der zweiten Gliederungsebene (zweiziffrig) sowie der dritten und vierten Ebene (jeweils einziffrig). Diese Kodes können durch Beurteilungsmerkmale ergänzt werden (WHO, 2001, 2007).

Daraus lässt sich ableiten, dass die ersten beiden Stellen eines Kodes anzeigen, welche Komponente (also Körperfunktion, Körperstruktur, Lebensbereich oder Umweltfaktor) beschrieben wird und aus welchem Kapitel dieser Inhalt kommt. Beispiele: b1xx beschreibt eine Körperfunktion aus Kapitel 1; d3xx beschreibt einen Inhalt aus dem Lebensbereich 3 (also Kommunikation), e4xx beschreibt die Einstellung einer anderen Person als Umweltfaktor.

Mit der ICF-Klassifikation kann eine nähere Beschreibung von Inhalten erfolgen, die mit einem Kode dargestellt werden können (z. B. d450: Gehen). Hierfür sollen sogenannte Beurteilungsmerkmale ergänzend zum Kode benutzt werden (WHO, 2001). Das erste Beurteilungsmerkmal soll dabei für alle kodierten Komponenten das Ausmaß von Problemen (Störungen und Beeinträchtigungen) beschreiben (**Tab. 1-8**).

Beispiel
Die Funktion des Schlafes wird bei den Körperfunktionen in Kapitel 1 kodiert mit dem vierstelligen alphanumerischen Kode b134. Kommt es z. B. bei einem Patienten/Klienten/Kunden mehrfach in der Woche zu Ein- oder Durchschlafstörungen, so könnte dies mit dem Beurteilungsmerkmal „3" und dem Kode b134.3 („erheblich ausgeprägte Störung der Schlaffunktion") beschrieben werden. Kann

Tabelle 1-8: Beschreibung von Ausmaß oder Größe eines Problems mit einem Beurteilungsmerkmal (Quelle: „ICF: Internationale Klassifikation der Funktionsfähigkeit, Behinderung und Gesundheit," von DIMDI (Hrsg.), 2005, Med. Medien-Informations-GmbH, S. 27.)

Erstes Beurteilungsmerkmal (Ausmaß oder Größe des Problems)			
Xxxx.0	Problem nicht vorhanden	ohne, kein, unerheblich, ...	0–4 Prozent
Xxxx.1	Problem leicht ausgeprägt	schwach, gering, ...	5–24 Prozent
Xxxx.2	Problem mäßig ausgeprägt	mittel, ziemlich, ...	25–49 Prozent
Xxxx.3	Problem erheblich ausgeprägt	hoch, äußerst, ...	50–95 Prozent
Xxxx.4	Problem voll ausgeprägt	komplett, total, ...	96–100 Prozent
Xxxx.8	Nicht spezifiziert		
Xxxx.9	Nicht anwendbar		

diese Person ohne fremde Hilfe nicht selbstständig die Toilette benutzen (Inhalt kommt also aus dem Kapitel 5 „Selbstversorgung" der neun Lebensbereiche), so wäre dies mit dem Beurteilungsmerkmal „4" und dem Kode d530.4 zu beschreiben.

Bei den Umweltfaktoren gibt es neben der Beschreibung von Barrieren auch die Möglichkeit, Förderfaktoren mit dem Beurteilungsmerkmal auszudrücken. Dabei werden Barrieren mit einem Punkt vor dem Beurteilungsmerkmal (z. B. e120.3) dargestellt. Bei den Förderfaktoren wird der Punkt durch ein Pluszeichen vor dem Beurteilungsmerkmal ersetzt (z. B. e120+3).

Beispiel

Sofern ein Toilettenstuhl notwendig ist und ein solches, den Bedürfnissen des Patienten/Klienten/Kunden vollkommen entsprechendes Hilfsmittel vorhanden ist, so wäre dies mit dem Beurteilungsmerkmal „+4" und dem Kode e120+4 zu benennen. Gäbe es keinen Toilettenstuhl für diese Person, so wäre dies mit e120.4 zu beschreiben.

Für die Komponenten Körperstrukturen, Körperfunktionen und Lebensbereiche (Aktivitäten und Partizipation/Teilhabe) erfolgt die Beschreibung mit dem Beurteilungsmerkmal ausschließlich mit einem Punkt (also Beschreibung von Beeinträchtigungen, Schädigungen oder Störungen). Eine Beschreibung mit einem Pluszeichen (als besondere Fähigkeit oder Ressource) ist dort von der WHO nicht vorgesehen (Seidel & Schneider, 2021).

Für die Anwendung der Beurteilungsmerkmale gilt, dass diese aus der Sicht der Person erfolgen soll, deren Gesundheitszustand mit der ICF beschrieben wird, und nicht aus der Perspektive einer Fachperson. Zu berücksichtigen ist dabei, dass die ICF selbst kein Assessmentinstrument ist (WHO, 2001). Eine wissenschaftlich exakte Abgrenzung auf der fünfstufigen Skala (0–4) für die Schweregrade beim ersten Beurteilungsmerkmal von „Problem nicht vorhanden (0)" bis „Problem voll ausgeprägt (4)" ist meist nicht möglich, weil es meist keine objektiven Instrumente für eine exakte Operationalisierung mit den Beurteilungsmerkmalen gibt. Das bedeutet, dass die Einschätzung mit den Beurteilungsmerkmalen eine subjektive Beurteilung ausdrückt und deshalb auch nicht als alleinige Entscheidungsgrundlage für Hilfen angesehen werden darf. Entsprechendes gilt für die Anwendung der Beurteilungsmerkmale bei ICF-basierten Assessments oder Bedarfsermittlungsverfahren.

Ein wichtiges Ziel der ICF ist es, die Auskunftsperson aktiv bei der Feststellung der Art und des Ausmaßes ihrer Funktionsfähigkeit im

Kontext ihrer Umwelt miteinzubeziehen (WHO, 2001). Dies gilt selbstverständlich auch für Menschen in der Pflege, die sich nicht ohne Schwierigkeiten alleine äußern können. Bei sehr jungen Kindern und Menschen mit Beeinträchtigungen der kognitiven oder sprachlichen Funktionen sowie in der Kommunikation sind die jeweiligen Personensorgeberechtigten bzw. die Betreuer*innen zu befragen. Sofern eine fachliche Sicht von der Perspektive der Auskunftsperson oder deren Rechtsvertreter*in abweicht, wäre diese gesondert zu beschreiben bzw. zu dokumentieren (Schuntermann, 2009; Seidel & Simon, 2014; WHO, 2001). Die Beurteilungsmerkmale .8 sowie .9 werden dann benutzt, wenn die Informationen unzureichend sind (.8) oder der Kode nicht angewandt werden kann (z. B. Menstruationsstörungen bei einem Mann – .9).

Dem Gesundheitszustand einer Person kann mit der ICF eine Reihe von Kodes über alle Domänen der Komponenten der Klassifikation zugeordnet werden (WHO, 2001). Die maximale Zahl von Kodes (hier: ohne Umweltfaktoren) ist dabei pro Person in der ICF auf der einziffrigen Ebene (erste Gliederungsstufe) gleich 34 (jeweils 8 Kodes für Körperfunktionen und für Körperstrukturen, 9 für Leistung und 9 für Leistungsfähigkeit). Auf der dreiziffrigen Ebene (zweite Gliederungsstufe) ist die Gesamtzahl der Kodes gleich 362. Auf den stärker detaillierten Gliederungsstufen kann die Gesamtzahl der Kodes auf über 1400 (Erwachsenenversion der ICF) bzw. über 1600 (Kinder- und Jugendversion der ICF) anwachsen. Eine vollständige Kodierung mit der ICF zur Beschreibung des Gesundheitszustandes einer Person ist im Arbeitsalltag nicht angemessen und auch nicht zu leisten (WHO, 2001). Es ist für die praktische Anwendung nicht sinnvoll, alle möglichen Kodes der ICF bei der Beschreibung des Gesundheitszustandes oder bei der Bedarfsermittlung durchzugehen und zu kodieren. Wesentlich sinnvoller ist die narrative Beschreibung des Gesundheitszustandes aus fachlicher Sicht und das Überprüfen, ob alle Inhalte des bio-psycho-sozialen Modells betrachtet wurden (Seidel & Schneider, 2021). Im Anschluss daran und nach der (interdisziplinären) Abstimmung im Team sollten die wesentlichen Inhalte der Beschreibung des Gesundheitsproblems sowie die abgestimmten Ziele „in die ICF übersetzt werden“ (vgl. Kap. 5 „Fallbeispiele“) (Seidel & Schneider, 2021).

Die allgemeinen Kodierungsregeln in der ICF sind umfangreich und erscheinen durch die teils technokratische Sprache auf den ersten Blick sehr komplex. Ein Blick in die Praxis zeigt aber, dass die Anwendung an die Bedürfnisse und Zwecke angepasst werden und zeitökonomisch sinnvoll erfolgen kann. In Deutschland wurden z. B. für die Eingliederungshilfe unterschiedliche ICF-orientierte Bedarfsermittlungsverfahren entwickelt, bei denen einige sogar auf die Anwendung der Kodes vollständig verzichten. Die ICF-Orientierung zeigt sich dabei durch die Anwendung des bio-psycho-sozialen Modells sowie der ICF-Philosophie (Person- und Partizipationsorientierung).

Um die ICF als gemeinsame Sprache nutzen zu können, ist es praktisch bedeutsam, dass die Anwender*innen die Definitionen der Komponenten zur präzisen Beschreibung des Gesundheitszustandes beachten. In der praktischen Anwendung der ICF dürfte dann (nach Einschätzung der WHO) eine Kode-Zahl von 3 bis 18 für die Beschreibung eines Falles mit der Genauigkeit der zweiten Gliederungsstufe (dreiziffrig bzw. vierstelliger alphanumerischer Kode) ausreichend sein (Seidel & Schneider, 2021).

Die Vollversion der ICF ist zum Teil noch komplexer und umfasst die Klassifikation bis zu vier Detaillierungsebenen. Diese detaillierte Vier-Ebenen-Version ist für spezielle Dienste (z. B. spezielle Rehabilitationsergebnisse, Forschungsprojekte) vorgesehen, während die Zwei-Ebenen-Klassifikation mit den vierstelligen alphanumerischen Kodes für Erhebungen und Ergebnisevaluationen im Kontext medizinischer, sozialer oder pädagogischer Aufgaben verwendet werden kann.

Die Anwendung der ICF bedarf, auch aus Sicht der WHO, einer Schulung der Fachkräfte. Überwiegend wird als Weiterbildung heute eine zweitägige Basisschulung mit Praxisbezug (Fallbesprechungen) empfohlen, idealerweise mit Vertreter*innen unterschiedlicher Professionen. Die ICF und ihre Anwendung wird zunehmend in die Inhalte der Ausbildungsvorgaben der Sozial- und Gesundheitsberufe integriert (Mukaino et al., 2020; WHO, 2001).

Personbezogene Faktoren werden in der ICF nicht kodiert. Die WHO spricht sich aus kulturellen und ethischen Gründen bislang gegen eine solche Kodierung aus. Das bedeutet selbstverständlich nicht, dass personbezogene Faktoren weniger bedeutsam sind als die anderen Komponenten. Personbezogene Faktoren sollten und können in der Dokumentation (z. B. mit einem Erhebungsbogen oder in einem Bedarfsermittlungsverfahren) erfasst und dargestellt werden. Auch hier sind oft Ressourcen zu beschreiben, z. B. wenn ein Mensch „offen“ oder „anpassungsfähig“ ist.

1.5.1 Detaillierte Klassifikation und Kodierung

In diesem Abschnitt soll noch detaillierter auf das Thema Kodieren eingegangen werden. Dies wird aus didaktischen und Gründen der Vollständigkeit als gesondertes Unterkapitel dargestellt.

Die ICF gliedert sich in ihrer Struktur in:

- die Klassifikation der ersten Ebene (Kapitelüberschriften, z. B. „d3“ für das Kapitel Kommunikation)
- die Klassifikation der zweiten Ebene (Kurzversion, z. B. „d350“: Konversation)
- die detaillierte Klassifikation (z. B. „d3503“: sich mit einer Person unterhalten).

Klassifikation der ersten Ebene

Damit sind die Kapitelüberschriften zu den jeweiligen Komponenten gemeint, z. B.:

- Klassifikation der Körperfunktionen: Kapitel 1 „Mentale Funktionen“
- Klassifikation der Körperstrukturen: Kapitel 1 „Strukturen des Nervensystems“
- Klassifikation der Aktivitäten und Partizipation (Teilhabe): Kapitel 1 „Lernen und Wissensanwendung“
- Klassifikation der Umweltfaktoren: Kapitel 1 „Produkte und Technologien“.

Die Klassifikation der Körperfunktionen und -strukturen umfasst jeweils acht Kapitel, die der Lebensbereiche neun Kapitel und die Umweltfaktoren sind in fünf Kapitel dargestellt.

Für alle klassifizierten Komponenten gilt, dass der erstgenannte Buchstabe (also das Präfix b, s, d oder e) eines Kodes auf die jeweilige Komponente der ICF verweist: „b“ etwa steht für Körperfunktionen (body functions), „d“ für die Lebensbereiche (life domains). Die erste Ziffer verweist immer auf das Kapitel. Beispielsweise ist mit dem alphanumerischen Kennzeichen „b1“ die Komponente der Körperfunktionen angesprochen („b“), und die erste Ziffer nach dem Präfix (hier: 1) weist auf das Kapitel 1 hin („Mentale Funktionen“).

Klassifikation der zweiten Ebene

Die Klassifikation der zweiten Ebene (Kurzversion der ICF) besteht aus einem vierstelligen alphanumerischen Kode (z. B. „d330“). Die ersten beiden Zeichen („d3“) kennzeichnen die Komponente sowie das Kapitel (d = „Aktivitäten und Partizipation“; 3 = Kapitel 3 „Kommunikation“). Die dritte und vierte Stelle des Kodes zeigt den Bereich im Kodierungssystem an, der inhaltlich angesprochen wird (30 = „Sprechen“).

Sofern eine Kodierung in der Praxis benutzt wird, erfolgt diese meist mit der Klassifikation der zweiten Ebene, also dem vierstelligen alphanumerischen Kode, als sogenannter Kurzversion.

Detaillierte Klassifikation

Bei der detaillierten Klassifikation (Vollversion) werden alle Kodes, die es in der ICF gibt, aufgelistet und definiert, also alle Kategorien der

Klassifikation mit ihren Definitionen sowie Ein- und Ausschlüssen. Ein Beispiel soll dies illustrieren (DIMDI, 2005, S. 101–102):

d Komponente „Aktivitäten und Partizipation“

d3 Kapitel 3 „Kommunikation“

d335 Non-verbale Mitteilungen produzieren
Gesten, Symbole und Zeichnungen zur Vermittlung von Bedeutungen einzusetzen, wie seinen Kopf schütteln, um Uneinigkeit anzuzeigen, oder ein Bild oder Diagramm zeichnen, um eine Tatsache oder eine komplexe Vorstellung zu vermitteln
Inkl.: Körpergesten, Zeichen, Symbole, Zeichnungen und Fotos produzieren

d3350 Körpersprache einsetzen
Eine Bedeutung mit Körperbewegungen vermitteln, wie mit Gesichtsausdruck (z. B. lächeln, Stirn runzeln, zusammenzucken), Bewegungen und Haltungen von Armen und Händen (z. B. wie beim Umarmen, um Zuneigung zu zeigen)

d3351 Zeichen und Symbole produzieren
Bedeutung durch Verwendung von Zeichen und Symbolen (z. B. Bildsymbole, Bliss-Tafeln, wissenschaftliche Symbole) und symbolischen Notationssystemen zu vermitteln, wie die Notenschrift zu benutzen, um eine Melodie zu schreiben

d3352 Zeichnungen und Fotos machen
Bedeutung durch Zeichnen, Malen, Skizzieren und Herstellen von Diagrammen, Bildern oder Fotos zu vermitteln, wie eine Karte zeichnen, um jemanden die Richtung zu einem Ort anzugeben

Die Vollversion der ICF besteht aus einem fünf- bis sechsstelligen alphanumerischen Kode. Die fünfte bzw. sechste Stelle spezifiziert, in welchem Bereich die Funktionsfähigkeit eingeschränkt wird. In dem oben genannten Beispiel bezieht sich die Spezifizierung auf „Körpersprache einsetzen“, „Zeichen und Symbole produzieren“ und „Zeichnungen und Fotos machen“.

Die ausführliche Vollversion eignet sich zum Nachschlagen, aber auch zum Kennenlernen der ICF. In der praktischen Anwendung reicht dann meist die vertiefende Kenntnis der zweiten Ebene (also der Kurzversion mit den vierstelligen alphanumerischen Kodes) aus. Um die zweite Ebene der Klassifikation genau zu kennen und anwenden zu können, ist die Auseinandersetzung mit der Vollversion hilfreich. Zudem werden in der Vollversion auch Hinweise zur Abgrenzung (Ausschluss) anderer Items gegeben („Exkl.“). Die Vollversion sollte Fachkräften als EDV-Version (z. B. im PDF-Format) oder Fachbuch immer zur Verfügung stehen.

Beurteilungsmerkmale der Komponenten

Das erste Beurteilungsmerkmal ist bei allen Komponenten, die kodiert werden können, gleich (s. Kap. 1.5.1).

Die *Körperfunktionen (b)* werden mit einem Beurteilungsmerkmal nach dem alphanumerischen Kode dargestellt. Beispiel: b130 (Funktionen der psychischen Energie und des Antriebs). Sind Antrieb und psychische Energie erheblich eingeschränkt, könnte dies wie folgt kenntlich gemacht werden: b130.3 (Funktionen der psychischen Energie und des Antriebs sind erheblich eingeschränkt).

Bei der Komponente der *Körperstrukturen (s)* gibt es zusätzlich zum ersten zwei weitere Beurteilungsmerkmale (WHO, 2001). Diese können dazu genutzt werden, weitere Gegebenheiten darzustellen.

Zweites mögliches Beurteilungsmerkmal: s _ _ _ (_)._ _ _

Es dient zur Dokumentation der Art oder Veränderung in der entsprechenden Körperstruktur:

0 keine Veränderung
1 nicht vorhanden
2 teilweise nicht vorhanden
3 zusätzlicher Teil

4 von der üblichen Form abweichend (aberrant)
5 Diskontinuität
6 abweichende Lage
7 qualitative Strukturveränderung, einschließlich Ansammlung von Flüssigkeit
8 nicht spezifiziert
9 nicht anwendbar.

Drittes mögliches Beurteilungsmerkmal:
s _ _ _ (_)._ _ _

Es dient zur Dokumentation der Lokalisation:
0 mehr als eine Region
1 rechts
2 links
3 beidseitig
4 frontal
5 dorsal
6 proximal
7 distal
8 nicht spezifiziert
9 nicht anwendbar

Die drei Stellen hinter dem Punkt können also durch maximal drei Beurteilungsmerkmale näher ausgeführt werden.

Bei den Domänen für die Komponente der *Aktivitäten und der Partizipation (Teilhabe) (d)* gibt es ebenso die Möglichkeit, mehr als nur ein Beurteilungsmerkmal zu benutzen (DIMDI, 2005, S. 95–96). Die erste Stelle nach dem Kode beschreibt hier die „Leistung“ (also das, was ein Mensch aktuell in seiner Umwelt tut). An der nachfolgenden (zweiten) Stelle kann die „Leistungsfähigkeit“ (also das, was ein Mensch tun könnte, wenn er in einer standardisierten Umwelt die erforderlichen Unterstützungsmöglichkeiten bekommen würde) beschrieben werden.

Beispiel: Wenn einem 14 Jahre alten Patienten mit einer spinalen Muskelatrophie (Typ 2) keine Schulbegleitung (persönliche Assistenz in der Schule) zur Verfügung steht und damit verknüpft wäre, dass er die Schule nicht besuchen kann, dann wäre dies mit „d820.4“ (Schulbildung) zu beschreiben (aktuelle Situation, „Leistung“). Sofern ihm der Schulbesuch möglich ist, nachdem ihm eine persönliche Assistenz für die Schule zur Verfügung steht, wäre dies über die Kodierung mit „d820.40“ zu beschreiben. Diese Schulassistenz würde von der Eingliederungshilfe übernommen; zusätzlich könnte dieser Jugendliche Leistungen der gesetzlichen Krankenkasse sowie der Pflegekasse in Anspruch nehmen. Bei einer Teilhabeplanung würde eine Abstimmung der verschiedenen Leistungen erfolgen.

Mit dem 1. Beurteilungsmerkmal „4“ wird also die aktuelle Leistung (Performanz) beschrieben und mit der weiteren Stelle (2. Beurteilungsmerkmal) mit „0“ die Leistungsfähigkeit (Kapazität). Dieses Konstrukt von Leistung und Leistungsfähigkeit bei den neun Lebensbereichen der Komponente der Aktivitäten und der Partizipation (Teilhabe) wird z. B. bei der Hilfsmittelversorgung, Pflege-, Therapie- oder Teilhabeplanung gewählt, um zu beschreiben, was ein Mensch tatsächlich in seiner Umwelt „kann“ (Leistung) und was er in einer Umwelt mit ausreichend Unterstützungsmöglichkeiten „könnte“ (Leistungsfähigkeit).

Beispiel: Die Patientin in der stationären Rehabilitation kann kein Zweirad (Fahrrad) fahren; aber sie kann ein Dreirad (Therapierad) fahren und sich im Verkehr bewegen, wenn sie begleitet wird. Dies ließe sich wie folgt ausdrücken: d475.30 (Therapie-)Rad fahren; ohne Unterstützung ist das für die Patientin schwer möglich („3“), aber mit Begleitung durch eine Person und mit einem Therapierad kann sie es schaffen („0“).

Bei der Komponente der *Umweltfaktoren (e)* wird zwischen Förderfaktoren und Barrieren unterschieden. Ein Förderfaktor, je nachdem, wie stark er ausgeprägt ist, wird hinter dem Kode mit einem „+“ gekennzeichnet. Ein Beispiel: „e120+4“ beschreibt einen individuell angepassten Rollstuhl, der z. B. von der Nutzerin als optimal eingeordnet wird. Wäre ein Rollstuhl für dieselbe Benutzerin eine Barriere, beispielsweise weil er nicht passt oder nicht funktioniert, könnte dies durch „e120.4“ ausgedrückt werden (Rollstuhl wird als vollständige Barriere empfunden). Bei den Umweltfaktoren steht das Pluszeichen also für Förderfaktor und der Punkt für eine Barriere.

1.5.2 Kodierungen in der beruflichen Praxis

ICF-orientiertes Arbeiten bedeutet nicht, dass Kodes auswendig zu lernen sind, sondern zu wissen, wo welcher Inhalt im bio-psycho-sozialen Modell einzuordnen ist. Meist werden in der beruflichen Praxis Kodes verwandt, die bis zur zweiten Ebene der ICF gehen (z.B. b114 „Funktionen der Orientierung“). Zum Beispiel werden in den Bedarfsermittlungsverfahren der Eingliederungshilfe häufig „nur“ Kodierungen der zweiten Ebene zur Darstellung des aktuellen Gesundheitszustandes genutzt – vorzugsweise bei der Komponente der Lebensbereiche (d) (Seidel & Schneider, 2021). Im Bereich der medizinischen Rehabilitation und Pflege spielen Körperfunktionen und -strukturen eine bedeutendere Rolle bei der ICF-orientierten Bedarfsermittlung, da es hier oft auch um (mögliche) Funktionsverbesserungen oder um eine Schmerzreduktion geht.

Im Allgemeinen ist es bedeutsam, keine Komponente des bio-psycho-sozialen Modells bei der Beschreibung und Dokumentation außer Acht zu lassen oder zu „vergessen“ sowie interdisziplinäre Sichtweisen zuzulassen und diese zu ergänzen. Nur so ist ein ganzheitliches Bild des Gesundheitszustandes zu erlangen. Jede Fachkraft einer beruflichen Disziplin hat ihre eigene Expertise und kann zu den jeweiligen Inhalten (Komponenten) unterschiedlich viel beitragen. Dabei soll und darf jede Fachkraft, unabhängig von ihrer Profession, Anmerkungen zu allen Komponenten der ICF machen. Für die Praxis ist dabei bedeutsam, die Definitionen der verschiedenen Komponenten zu kennen und zu wissen, wo welche Inhalte und Beschreibungen einzuordnen sind (gemeinsame Sprache). Für die praktische Arbeit gibt es mittlerweile für die Fachkräfte verschiedene Hilfsmittel. Dabei können heute ebenfalls Onlinetools (anstelle klassischer Fachbücher) als Arbeitshilfen verwendet werden. Solche Hilfen sind im Internet auch kostenlos verfügbar (z.B. die ICF als Vollversion-PDF durchsuchen, der „ICF-Lotse“ von Rehadat, die „ICF-Praxis WebApp“ von www.icf-praxis.com). Zunehmend wird auch die eigene Dokumentationssoftware im Gesundheits- und Sozialwesen mit ICF-Inhalten ausgestattet.

Für das praktische Arbeiten mit der ICF und dem Kodierungssystem spielen der Kontext und das Setting eine maßgebliche Rolle (z.B. Klient*in im häuslichen Umfeld oder in der stationären Pflege).

1.5.3 Dokumentieren mit der ICF

Wenn das System sowie die Philosophie der ICF in den Arbeitskontext und auf der Organisationsebene übernommen wurde, so empfiehlt es sich ebenfalls auf Grundlage dessen zu dokumentieren. Dies kann arbeitsfeldspezifisch ausgerichtet werden.

Tabelle 1-9 ist ein Vorschlag für ein ICF-orientiertes Dokumentationssystem. Wie erwähnt, kann dies arbeitsfeldspezifisch ausgelegt werden. Je nachdem, welche Schwerpunkte im jeweiligen Setting vordergründig sind, kann die Art der Dokumentation variieren. Ebenso hängt die Dokumentationsweise von rechtlichen und institutionellen Vorgaben ab.

1.5.4 Zusammenfassung

- Grundsätzlich ist eine Anwendung der ICF auch ohne Kodes möglich (Strukturieren mit dem bio-psycho-sozialen Modell, gemeinsame Sprache der ICF); Anwender*innen müssen die Konzeption für die Kodierung und Dokumentation aber kennen.
- Die Kodes (Items) der ICF besitzen die Präfixe b, s, d, e und zeigen mit der ersten Ziffer nach dem Präfix das jeweilige Kapitel der gewählten Komponente an.

Tabelle 1-9: Interne Arbeitsdokumentation nach ICF (Quelle: Eigene Darstellung)

Kontakt (Uhrzeit, Ort)	Maßnahme	Pflegedokumentation orientiert an der ICF
15:00–15:15 Uhr, Wohnung	• Blutzuckermessung und Insulingabe • Schmerzmedikation besprochen • Beratungsgespräch	b540 (Stoffwechsel: Blutzucker) b280 (Schmerzen) d570 (Auf seine Gesundheit achten)

- Die ICF besitzt eine Klassifikation der ersten Ebene (Kapitel), der zweiten Ebene (vierstelliger alphanumerischer Kode) sowie die ausführliche Vollversion (fünf- bis sechsstelliger alphanumerischer Kode).
- Mit den Beurteilungsmerkmalen können die Kodes präzisiert werden; alternativ kann eine kurze Narration den Kode individuell ergänzen.
- Für die Praxis reicht es meist aus, Kodes der zweiten Ebene mit einer narrativen Beschreibung zu nutzen.
- Eine ICF-orientierte Dokumentation kann institutions- bzw. einrichtungsspezifisch ausgelegt werden.

1.6 ICF und interdisziplinäre Zusammenarbeit

Menschen, die Pflegeleistungen in Anspruch nehmen, benötigen oft mehrere Fachleute für die Bereiche der Beratung, Diagnostik, Pflegeleistungen, Förderung und Therapie, und zwar unabhängig davon, ob es sich dabei um ein Kind, einen Jugendlichen oder einen Erwachsenen handelt.

Die Kommunikation zwischen den Menschen mit Pflegebedarf und den Fachleuten sowie die Kommunikation zwischen den Fachkräften ist in der Praxis nicht immer unbeeinträchtigt. Das kann unterschiedliche Gründe haben: verschiedene fachliche Interessen und Blickwinkel, unterschiedliche Systematiken in den jeweiligen Institutionen und Versorgungssystemen, differente Arbeitsorte. Für die Verbesserung der Kommunikation stellt die ICF eine gemeinsame, universelle und international einheitliche Sprache für die Beschreibung von Gesundheitszuständen sowohl für Professionelle wie auch für Menschen mit Beeinträchtigungen und ihre Familien bereit. Darüber hinaus ist die ICF die einzige international anerkannte und verbreitete Klassifikation, die dies anbietet (Seidel & Simon, 2014; WHO, 2001).

Die Anwendung der ICF kann deshalb bei der Versorgung von pflegebedürftigen Menschen sehr hilfreich sein. Pflegebedürftige Menschen haben häufig chronische Erkrankungen und müssen sich in einem differenzierten Sozialsystem mit unterschiedlichen Leistungsträgern und Zuständigkeiten zurechtfinden. Gerade die gemeinsame Sprache der ICF macht in der Versorgung von Pflegebedürftigen die besondere Attraktivität der ICF aus. Sie bietet damit eine „barrierefreie" Basis für den interdisziplinären Austausch der Fachkräfte. Wissenschaftliche Studien zeigen, dass ICF-basierte Handlungspläne von Fachkräften unterschiedlicher Profession und von den Menschen mit Beeinträchtigungen und deren Angehörigen gleichermaßen verstanden werden. Die Anwendung der ICF kann also einen Beitrag dazu leisten, dass die interdisziplinäre Zusammenarbeit und die Arbeitsprozesse weiter verbessert werden können. Ein differenziertes Diagnostik-, Beratungs-, Pflege- und Therapiekonzept bedarf in der Praxis meist einer interdisziplinären Abstimmung, damit den Bedürfnissen der Menschen mit Pflegebedarf entsprochen werden kann (Mukaino et al., 2020; Seidel, 2015).

Die Entwicklung eines gemeinsamen ICF-basierten Rahmenkonzepts kann dabei unabhängig von einem spezifischen Gesundheitsproblem oder einer Diagnose erfolgen (Seidel & Schneider, 2021). Die Anwendung eines solchen Rahmenkonzepts mit der ICF kann die Entwicklung sowie die Überprüfung von Zielen im pflegerischen, sozialen oder medizinisch-therapeutischen Setting sein. Voraussetzung hierfür ist, dass die jeweiligen Fachkräfte die Bereitschaft zum interdisziplinären Austausch haben und im Abstimmungsprozess aufeinander zugehen. Dies erfordert eine (neue) Kultur der Zusammenarbeit, bei der hierarchiefrei und vertrauensvoll miteinander kommuniziert wird. Nur so kann die Personzentrierung und die interdisziplinäre Zusammenarbeit gelingen (Seidel & Simon, 2014).

Viele Menschen mit Beeinträchtigungen und Pflegebedarf benötigen im Alltag Hilfen aus verschiedenen Systemen. Nicht selten haben diese Menschen zehn oder mehr Fachkräfte als Ansprechpersonen in ihrem Beratungs-, Pflege- und Therapieteam (beispielsweise aus der Bildungsinstitution oder am Arbeitsplatz, beim Jugend- oder Sozialamt, bei der Krankenkasse, bei der Pflegekasse, der Rentenversicherung, verschiedene medizinische, pflegerische oder psychologische Fachkräfte, verschiedene therapeutische Fachkräfte, sonderpädagogische Fachkräfte etc.). Wenn verschiedene Fachleute „parallel“, aber ohne gemeinsame Abstimmung mit den betroffenen Personen arbeiten, wird von multidisziplinärem Arbeiten gesprochen. Interdisziplinäres Arbeiten bedeutet hingegen, dass es einen (formalisierten, d.h. regelmäßigen und verlässlichen) Austausch zwischen den Fachkräften gibt. Nur dann kann eine sinnvolle Abstimmung der Inhalte und des gemeinsamen Vorgehens (für einen abgesprochenen Zeitraum) unter Berücksichtigung der Wünsche und Bedürfnisse der Menschen mit Pflegebedarf erfolgen. Der zeitliche Mehraufwand für interdisziplinäres Arbeiten wird durch die Synergie abgesprochener Hilfe- und Therapiekonzepte meist sehr schnell ausgeglichen (Mukaino et al., 2020; Seidel, 2015; Seidel & Simon, 2014).

Ein Beispiel für die Nutzung der gemeinsamen Sprache der ICF in der Pflege: Beim Erstellen eines Teilhabeplanes für einen Menschen mit Behinderung stimmen sich – gemeinsam mit dem Antragsteller – die Vertreter*innen von Rehabilitationsträgern (z. B. Eingliederungshilfe, gesetzliche Krankenkasse und Rentenversicherung) mit einer Fachkraft der Pflegeversicherung ab. Hierüber wird ein Protokoll erstellt, das allen Beteiligten vorgelegt wird.

Der Gesetzgeber will ein solches Vorgehen befördern; aus diesem Grund sind in den deutschen Sozialgesetzen und ergänzenden Verordnungen klare Vorgaben zu finden, die die Zusammenarbeit der Rehabilitationsträger (auch mit der Pflegeversicherung) verbessern sollen oder eine interdisziplinäre Zusammenarbeit voraussetzen. Dabei ist die Miteinbeziehung des Menschen (Selbstbestimmung und Personenzentrierung) ebenfalls ausdrücklich vorgesehen (z. B. in den §§ 1 und 118 SGB IX oder in § 2 SGB XI).

Wie kann das praktisch und unkompliziert umgesetzt werden? Bedeutsam erscheint, dass der Mensch, um den es geht, angehört wird. Bei der Auftragsklärung muss den Menschen also ausreichend Gehör geschenkt werden. Für die Pflege bedeutet dies, dass bei der Auftragsklärung gefragt werden muss, was für die zu pflegende Person bedeutsam ist, also z. B., was aus ihrer Sicht problematisch und „das Problem“ ist oder was „die wichtigsten Probleme“ sind. Sie sollte gefragt werden, was sich ändern soll und was auch nicht (z. B. Möglichkeiten der ambulanten Pflege und Hilfen in der eigenen Wohnung versus Wohnen in einer besonderen Wohnform oder in einem Pflegeheim). Und sie sollte gefragt werden, was aus ihrer Sicht dann im Alltag für sie anders sein wird und anders sein soll.

Sofern diese Themen so offen angesprochen werden, sind die relevanten Inhalte und Themen meist schnell und in ihrer Tragweite für die verschiedenen Fachkräfte gut zu erfassen. Interdisziplinäre Teams sollten sich immer auf das Vorgehen (Moderation, zeitliches und inhaltliches Vorgehen, Dokumentation) einigen und entsprechend abstimmen. Die zusammengeführten Inhalte müssen strukturiert und dort, wo es unterschiedliche Einschätzungen gibt, diskutiert werden, bevor dann ein gemeinsamer Lösungsweg gesucht und gefunden wird. Anschließend erfolgt eine Festlegung im Sinne eines Maßnahmenplans, bei dem dokumentiert wird, wer was bis wann zu machen hat. Für die Evaluation sollte auch schon der Zeitpunkt für eine Überprüfung der abgestimmten Ziele festgelegt werden (Seidel & Simon, 2014; WHO, 2001, 2007).

Die in diesem Kapitel aufgeführten Inhalte machen deutlich, dass die ICF zur Beschreibung aller relevanten Inhalte für den Gesundheitszustand eines Menschen in unterschiedlichen Kontexten als gemeinsame Sprache hilfreich eingesetzt werden kann. Darüber hinaus kann ICF-orientiertes Arbeiten als Organisations- und Kommunikationshilfe im interdisziplinären Team genutzt werden; dabei können auch komplexe Inhalte und Geschehen strukturiert, gewichtet und abgestimmt werden.

Im Rahmen solcher Abstimmungen (z. B. im Kindergarten, in der Schule, zu Hause bei einer zu pflegenden Person, im Krankenhaus) müssen die beteiligten Fachkräfte die Perspektive und die Wünsche der antragstellenden Person berücksichtigen bzw. die Person aktiv miteinbeziehen. Dies ist an vielen Stellen ein neues Vorgehen und erscheint auf den ersten Blick auch aufwendiger als ein bisheriges Vorgehen. Ein solches neues Vorgehen bedeutet aber nicht, dass personelle und zeitliche Ressourcen unökonomisch genutzt werden. Jedoch ist es bedeutsam, die notwendigen Abstimmungen und Sitzungen entsprechend zu planen und feste Regeln für Aufgaben, Ziele und die Dokumentation zu vereinbaren. Die neuen technischen Entwicklungen sowie die Erfahrungen während der Covid-Pandemie zeigen, dass Abstimmungen oder ein Zusammenkommen zu einer gemeinsamen Zeit bedarfsweise auch unter Nutzung der neuen Medien, und damit ortsunabhängiger, erfolgen kann (z. B. Telefonkonferenz, Webkonferenz). ICF-orientiertes Arbeiten kann und muss als ein kooperativer Prozess gestaltet werden, bei dem alle fachlichen Anforderungen nachvollziehbar sind und professionell Berücksichtigung finden (Schaumberg & Seidel, 2017a; Seidel, 2015).

Für viele Fachleute ist eine solche interdisziplinäre Zusammenarbeit sowie der Einsatz von technischen Hilfsmitteln noch keine Routine und deshalb fachlich sowie persönlich noch eine Herausforderung. Führungskräfte und Teamleitungen sollten die Fachkräfte beim Erwerb und Praktizieren dieser Fertigkeiten unterstützen. In der Praxis können auch Kooperationen und Absprachen im Sozialraum hilfreich sein, z. B. die Bildung örtlicher Arbeitskreise, gemeinsame Workshops oder gemeinsame Fortbildungen der verschiedenen Fachkräfte. Auch eine bislang bereits bewährte Kooperation mit anderen Akteuren sollte durch die Optimierung der Kommunikationswege und Förderung der Zusammenarbeit fortgesetzt und gestärkt werden (Mukaino et al., 2020; Seidel & Simon, 2014). Für künftige Fachkräfte (in der Pflege) ist die Selbstverständlichkeit einer interdisziplinären Zusammenarbeit wahrscheinlich eher gegeben, wenn bereits während der Ausbildung ein gemeinsames Lernen, z. B. bei interprofessionellem Lernen, fallorientiert stattfinden kann (Teuwen et al., 2022).

Die Praxis lehrt, dass ein differenziertes Diagnostik-, Beratungs- und Versorgungskonzept einer interdisziplinären Abstimmung bedarf. Denn bei Menschen mit Pflegebedarf und Behinderung sind oft viele Fachkräfte aus unterschiedlichen Institutionen und Professionen an der Beratung und Versorgung beteiligt. Ein ICF-orientiertes Arbeiten ersetzt selbstverständlich keine fachspezifische Diagnostik in der Pflege, aber ein solches Arbeiten kann die Sichtweisen der verschiedenen Professionen in einer Weise zusammenführen, wie das bislang nicht möglich war. Die gemeinsame Nutzung der ICF setzt eine gewisse Kultur der Zusammenarbeit voraus, und zwar von Vertreter*innen verschiedener Disziplinen, den Menschen mit Pflegebedarf und Gesundheitsstörungen sowie deren Angehörigen. Die beteiligten Fachkräfte müssen bereit sein für einen interdisziplinären Austausch. Dabei sollte im Abstimmungsprozess gleichberechtigt und hierarchiefrei miteinander kommuniziert und gearbeitet werden. Das ICF-orientierte Arbeiten kann dabei die Miteinbeziehung der betroffenen Menschen in den Diagnostikprozess sowie bei der partizipativen Ziel- und Maßnahmengestaltung deutlich erleichtern (Seidel & Simon, 2014; Vargus-Adams & Majnemer, 2014).

Die Anwendung eines Rahmenkonzepts mit der ICF kann die Entwicklung von Behandlungszielen, die Durchführung von Interventionen sowie das Erfassen von Behandlungsergebnissen und die Überprüfung von Zielen anhand formulierter Kriterien verbessern (Vargus-Adams & Majnemer, 2014).

2 ICF und Pflege

Klassifikationssysteme in der Pflege haben insofern eine lange Historie hinter sich, als dass sie eng mit dem Pflegeprozess verbunden sind. Darauf wird in Kap. 2.1 näher eingegangen. Anschließend beschäftigt sich Kap. 2.2 mit den Potenzialen der ICF in der Pflege.

2.1 Klassifikationssysteme in der Pflege

Auch wenn Florence Nightingale schon im Jahre 1860 einen ersten wichtigen Meilenstein im Pflegeprozess gelegt hat, wurde erst 1992 die erste Pflegeklassifikation (NANDA) vom Amerikanischen Berufsverband der Pflegenden (ANA) anerkannt. Im Laufe der Jahre sind einige Klassifikationssysteme dazugekommen.

2.1.1 Zweck und Anwendung

Für eine Professionalisierung in der Pflege oder des sogenannten „Advanced Nursing Process“ sind Pflegeklassifikationen unverzichtbar. Sie legen den Grundstein für einen evidenzbasierten Pflegeprozess. Hieraus wird deutlich, dass es sich bei dem Pflegeprozess um einen komplexen Vorgang handelt, der professionelles Wissen, Leitlinien und Konzepte benötigt. Das Ziel von Pflegeklassifikationen ist, dass wissenschaftlich definierte und validierte Konzepte eine Anwendung in der klinischen Pflegesituation finden. Vertiefte Informationen über Anforderungen und Kriterien sind in der Literatur zu finden (Müller Staub et al., 2017). Grundlegend stellen Klassifikationssysteme Systematiken und Ordnungssysteme dar, sodass eine Einteilung nach spezifischen Aspekten und Merkmalen vorgenommen werden kann. Dies erleichtert u.a. die Dokumentation, da eine systematische Einschätzung erfolgen kann (Hoehl & Kullick, 2019). Jede einzelne Klassifikation fokussiert dabei noch ein ganz spezielles Ziel. Somit verfolgt z.B. NANDA die Absicht, Pflegefachwissen zu etablieren (www.nanda.org; eigene Übersetzung). Weitere pflegespezifische Klassifikationen sind NIC (Nursing Interventions Classification) und NOC (Nursing Outcomes Classification). Damit eine Einordnung von Krankheitsdiagnosen erfolgen kann, hat die WHO die ICD erstellt. Ergänzend zur ICD empfiehlt die WHO die Beschreibung der Funktionsfähigkeit (und Behinderung) von Menschen, um deutlich zu machen, wie es einem Menschen mit seinem Gesundheitsproblem in seiner Umwelt geht. In diesem Praxisbuch wird vertieft und praxisnah auf die Einordnung der funktionalen Gesundheit eingegangen.

2.1.2 Die ICF für die Pflege

Nach ihrer Einführung (2001) war die ICF bereits einmal Gegenstand einer Diskussion in der Pflegewissenschaft. Dabei wurde auch diskutiert, inwieweit sich die ICF als Klassifikation für pflegerelevante Phänomene eignet und ob die Einbeziehung der sozialen Dimension (Kontext) von Behinderung in der Pflegepraxis nützlich sein kann (Müller, 2018). Im deutschsprachigen Raum ist die ICF in der Ausbildung, beruflichen Praxis oder wissenschaftlichen Betrachtung noch nicht stark in den Vordergrund getreten. Dabei hat das bio-psycho-soziale Modell ein großes Potenzial für die Pflege(-wissenschaft).

Die Erweiterung der Perspektive in der Pflege von einer biomedizinischen zu einer bio-psycho-sozialen Sichtweise hat den Vorteil, den so bedeutsamen Kontext für die Patient*innen aufzuzeigen und mit in die Pflege- und Therapiekonzepte einzubeziehen. Dies ist bereits heute in der ambulanten (häuslichen) Pflege eine Selbstverständlichkeit und durch das Entlassungsmanagement im stationären Pflegebereich ebenfalls in den letzten Jahren immer deutlicher geworden.

Während bis 2005, dem Jahr, in dem die deutsche Übersetzung der ICF veröffentlicht wurde, in der wissenschaftlichen Suchmaschine „pubmed" vier Publikationen zu finden sind, sind es heute 251 wissenschaftliche Artikel, die sich hiermit beschäftigen, wenn die Suchworte „nursing" und „international classification of functioning" eingegeben werden.

Mit der gesellschaftlichen Umsetzung der Inhalte aus der UN-BRK wird deutlich, dass das ICF-Modell der WHO die „klassischen" Inhalte und Themen der Pflege mit den „neuen" Themen (Selbstbestimmung und Partizipation) in der Pflegepraxis altersübergreifend und in verschiedenen Settings gut verbinden kann. Teilhabe und Lebensqualität sind heute zentrale Aspekte beim Thema Gesundheit geworden. Die Charta der Rechte hilfe- und pflegebedürftiger Menschen stellt dazu fest, dass hilfe- und pflegebedürftige Menschen das Recht auf Teilhabe am gesellschaftlichen Leben haben. Die Personen- und die Partizipationsorientierung der ICF können diese Perspektiven praktisch und einfach unterstützen.

Die Entwicklung, Implementierung und Anwendung von ICF Core Sets kann in der klinisch-pflegerischen Praxis einen Leitfaden darstellen, um auch in interdisziplinären Teams (unter gleichberechtigter Beteiligung der Pflege) Gesundheitszustände zu beschreiben sowie Interventionen zu planen und durchzuführen. Aktuelle Beispiele hierzu finden sich bereits in vielen Feldern der Versorgung von Patient*innen, z. B. in der Neurologie, Orthopädie, Pulmologie oder Psychiatrie (Huang et al., 2021; Nuño et al., 2021; Pan et al., 2021; Zhang et al., 2021). Nur wenn sich Fachkräfte der Pflege in diesen interdisziplinären Kontexten fachlich und gleichberechtigt einbringen (können), werden die Pflegeaspekte in der Versorgung der Menschen ausreichend berücksichtigt und kann die Professionalisierung der Pflege weiterentwickelt werden. Das Beherrschen der „gemeinsamen Sprache ICF" bedeutet aber nicht, dass alle Pflegeprozesse im Detail mit der ICF abgebildet werden müssen. So wie bei anderen Fachdisziplinen auch wird es in der Pflege sehr spezifische Beschreibungen und eigene Pflegeklassifikationen brauchen, um den fachlichen Anforderungen im Detail gerecht zu werden (Florin et al., 2021). Für Fachkräfte der Pflegeberufe ist es für die weitere Professionalisierung bedeutsam, die Möglichkeiten der Familie der Klassifikationen der WHO zu kennen und zu nutzen. Mit der stärkeren Implementierung der ICF wird sich auch die Pflege in der interdisziplinären Versorgung von Patient*innen stärker artikulieren können.

2.1.3 Zusammenfassung

- Für eine professionelle Pflege sind Pflegeklassifikationen unverzichtbar; sie bilden den Grundstein für einen evidenzbasierten Pflegeprozess.
- Die Erweiterung der Perspektive in der Pflege von einem biomedizinischen zu einem bio-psycho-sozialen Blick hat den Vorteil, den so bedeutsamen Kontext für die Pa-

tient*innen aufzuzeigen und mit in die Pflege- und Therapiekonzepte einzubeziehen.

2.2 Potenziale der ICF in der Pflege

Wie bereits in den vorherigen Kapiteln beschrieben, fokussiert die ICF nicht nur auf die Beschreibung von Schädigungen, Beeinträchtigungen und Barrieren, sondern auch auf die Fähigkeiten und Kompetenzen der Menschen sowie Förderfaktoren in der Umwelt.

2.2.1 Empowerment

Das Deutlichmachen der eigenen Ressourcen stärkt die Betroffenen vor allem darin, Verantwortung für die Erhaltung der eigenen Gesundheit sowie Genesung zu übernehmen. Wesentliche Aspekte wie Selbstwirksamkeit und Selbstmanagement spielen dabei eine große Rolle. Liegt der Fokus dabei nicht nur auf den eigenen Defiziten (z.B. der ICD-Diagnose oder der Beschreibung von Beeinträchtigungen), sondern auch auf den Ressourcen, steigert sich das Vertrauen und die Motivation des Betroffenen (Wakefield et al., 2018). Wenn beispielsweise bei einem Betroffenen nach einem Schlaganfall Einschränkungen der bewegungsbezogenen Funktionen auftreten, kann dies zunächst sehr entmutigend und deprimierend sein. Eine Parese macht einem Menschen deutlich, dass der eigene Körper nicht mehr so funktioniert, wie er es zuvor gewohnt war. Dies kann unterschiedliche Empfindungen in der Person auslösen, sodass sie sich sehr hilfsbedürftig fühlt. Negative Gefühle manifestieren sich im Körper meist stärker als positive. Umso wichtiger ist es, die positiven und stärkenden Faktoren in den Vordergrund zu stellen. Genau das kann eine ganzheitliche Betrachtung mithilfe der ICF ermöglichen. Denn je mehr sich Betroffene ermächtigt und befähigt fühlen, desto stärker werden die eigenen Ressourcen und das Selbstbewusstsein. In diesem Prozess wird somit auch die eigene Unabhängigkeit gefördert, und Betroffene sind weniger auf die Hilfe der Pflegefachkraft angewiesen. Demzufolge spielt Empowerment auch in der Patienten-Pflegefachkraft-Beziehung eine extrem große Rolle. Beim Fachpersonal steigt die Motivation ebenfalls, wenn wahrgenommen wird, dass eine Verbesserung der (funktionalen) Gesundheit eintritt. Für Patient*innen und für die Pflegefachkraft ist es ein bestärkendes Gefühl, Einfluss auf diese Situation zu haben. Dies kann gelingen, wenn beide Parteien ressourcenzentriert den Pflegeprozess gestalten.

2.2.2 Fähigkeitenorientierung, Partizipation und Inklusion

Wissenschaftliche Untersuchungen zeigen, dass Menschen gerne selbst oder mitentscheiden möchten, wenn es um für sie bedeutende Lebensinhalte geht (Schiariti et al., 2014). Dies gilt für die Bereiche Bildung und Soziales ebenso wie für die Gesundheit. Selbstbestimmung und Partizipation ist das Recht aller Menschen. Mit der UN-Behindertenrechtskonvention haben die Vereinten Nationen diese Rechte noch einmal deutlich auch für die Menschen mit Behinderungen definiert (UN-BRK, 2008). Das selbstbestimmte Mitwirken ist ein elementares Kernelement, um die Betroffenen selbst aktiv in den Pflegeprozess miteinzubeziehen. Eine partizipative Gestaltung des eigenen Heilungsprozesses stärkt dann auch wieder das Empowerment des Betroffenen. ICF-orientiertes Arbeiten fördert diese Dynamik. Somit können z.B. Pflegeziele im Rahmen einer ICF-orientierten Bedarfsermittlung festgelegt werden. Das bedeutet, dass die jeweilige Pflegefachkraft Betroffene in den eigenen Vorstellungen unterstützt, damit diese genauso selbstbestimmt ihre Wünsche vertreten und an ihnen festhalten können. Diese Ziele werden gemeinsam besprochen, transparent dokumentiert und im Pflegeprozess evaluiert. Partizipation bedeutet in diesem Zusammenhang demnach

- selbstbestimmtes Mitwirken (Partizipieren) am Entscheidungsprozess und
- das Ausrichten der Ziele auf Partizipation, also die neun Lebensbereiche.

Für die Betroffenen ist das Anliegen fast immer, im Alltag Dinge machen zu können. Also in den (neun) Lebensbereichen das zu tun, was sie wünschen und hierbei so wenig wie möglich – am besten gar keine – Einschränkungen zu erfahren. Reine „Funktionsverbesserungen", also z.B. die Verbesserung der bewegungsbezogenen Funktionen, sind dabei nicht so bedeutsam wie eine möglichst uneingeschränkte Mobilität im Alltag zu erleben. Das bedeutet umgekehrt nicht, dass Verbesserungen der Funktion unbedeutend sind und „niemals" Ziel einer Pflegeplanung sein sollten. So wünscht sich ein Mensch mit Schmerzen sicherlich, dass auch der Schmerz an sich (als Störung der Körperfunktion) nachlassen oder beseitigt wird. Nichtsdestotrotz liegt der Fokus bei der Zielformulierung überwiegend in den neun Lebensbereichen, also im Bereich von Aktivität und Partizipation.

2.2.3 Professionalisierung durch Arbeiten auf Augenhöhe

Im Pflege- und Therapieprozess eines Menschen sind oft sehr unterschiedliche Professionen miteinbezogen. Bei der Verständigung im Rahmen dieser Prozesse dient die ICF als gemeinsame Terminologie für alle Gesundheitsberufe. Mit interdisziplinärer Absprache und der Beteiligung von Patient*innen kann genau festgelegt werden, welche Aufgaben in der Pflege- und Therapieplanung von welcher Fachkraft (einer Berufsgruppe) übernommen werden kann. Für die Pflegeplanung bedeutet dies, dass hieraus Pflegediagnosen dokumentiert werden können. Auch der Evaluationsprozess kann mithilfe der ICF berufsübergreifend stattfinden. Die Systematik der ICF bietet die Chance, den Pflegeprozess und alle erbrachten Pflegeleistungen transparent zu verdeutlichen und darzustellen. Für Pflegefachkräfte kann das Wissen, das mit anderen Professionen aus der Gesundheitsversorgung geteilt wird, zu einem breiteren Verständnis der Situation eines Patienten beitragen (Boldt et al., 2010). Das folgende Kapitel illustriert noch einmal, wie ICF-orientiertes Arbeiten den Pflegeprozess unterstützen und verbessern kann. Für eine Professionalisierung im Pflegeberuf ist es unbedingt erforderlich, die Pflegeleistungen transparent zu machen.

2.2.4 Zusammenfassung

- Eine ganzheitliche Betrachtung, auch mit Einbezug der Förderfaktoren, stärkt das Empowerment der Patient*innen.
- ICF-orientiertes Arbeiten fördert die Partizipation, indem die Patient*innen in Entscheidungsprozessen mitwirken.
- Die Systematik der ICF bietet die Chance, den Pflegeprozess und alle erbrachten Pflegeleistungen transparent zu veranschaulichen und darzustellen.

3 ICF als Rahmenmodell für den Pflegeprozess

Zunächst wird auf die Rolle des ICF-orientierten Arbeitens für die Partizipation in der Pflege eingegangen (Kap. 3.1). Als Partizipationskonzept bietet die ICF für den Pflegeprozess ein Konzept für die Praxis (Kap. 3.2).

3.1 Partizipation in der Pflege

Was bedeutet Partizipation und partizipatives Arbeiten in der Pflege für die Pflegenden und die Pflegebedürftigen? Nachfolgend sollen die aktuellen Forschungsergebnisse zu diesem Thema zusammengefasst dargestellt werden. Dabei wird deutlich, dass die Antwort in der Praxis gar nicht so einfach ist.

Ausgehend von dem Zitat von Prof. Dr. Eckart von Hirschhausen in Kapitel 1.3 („*Die geeignete Therapie ist die, die zu Ihnen passt*") könnte die Antwort für die Pflegebedürftigen vielleicht so lauten: „Die geeignete Pflege ist die, die zu Ihnen passt".

Wenngleich partizipatives Arbeiten auch heute schon ein fester Bestandteil der Pflegepraxis ist, wird dieses Thema bislang in der Pflege sowie in ihrer akademischen und nichtakademischen Ausbildung noch nicht durchweg systematisch oder professionsspezifisch betrachtet und gelehrt. In Kapitel 1.3 wurde aufgezeigt, dass mit der ICF als bio-psycho-sozialem Modell ein Rahmen für ein personzentriertes (d.h. patientenorientiertes) und partizipatives Arbeiten gegeben ist. Auch wenn es nicht möglich ist, die ICF-Konzeption für die Praxis der Pflege, insbesondere vor dem Hintergrund praktischer oder wissenschaftsorientierter Anforderungen, eins zu eins im Pflegeprozess anzuwenden, so kann sie dennoch als ein Rahmen dafür dienen, der zudem eine interdisziplinäre Kommunikation befördert.

In der ICF sind die neun Lebensbereiche (Domänen) gemeinsam in der Komponente der Aktivitäten und Partizipation repräsentiert. Aktivitäten und Partizipation sind dabei nicht immer strikt voneinander abgrenzbar. Zudem wird in der deutschen Übersetzung der ICF der Begriff der Partizipation synonym mit Teilhabe benutzt. Definiert ist in der ICF der Begriff Teilhabe/Partizipation mit „Einbezogensein in eine Lebenssituation" (DIMDI, 2005, S. 16) – wahrscheinlich die kürzeste Definition, die es dafür gibt.

In anderen Kontexten werden die Begriffe Teilhabe und Partizipation meist nicht synonym benutzt und sehr unterschiedlich definiert (z.B. in der Pädagogik, Soziologie). Der Partizipationsbegriff ist spätestens seit 2001 mit dem SGB IX sozialrechtlich in Deutschland handlungsleitend. Mit dem Bundesteilhabegesetz sind die Themen Selbstbestimmung (Personenzentrierung) und Teilhabe (am Leben in der Gemeinschaft) weiter ausgestaltet worden. Dabei ist die ICF-Orientierung für die Eingliederungshilfe und weitere Rehabilitationsträger (§§ 13 und 118 SGB IX) verbindlich festgelegt geworden (Seidel & Schneider, 2021). Die ICF und die ICF-orientierten Bedarfsermittlungsverfahren beschäftigen seitdem alle Fachkräfte im Gesundheits- und Sozialwesen, die Menschen mit Behinderungen und Rehabilitationsmaßnahmen versorgen. Neben den Fachkräften der sozialen Berufe setzen sich innerhalb des Gesundheitssektors (Medizin, Therapie, Hebammenkunde etc.) damit auch die Fachkräfte der Pflege zunehmend hiermit auseinander.

Insbesondere für die pflegerische Versorgung von Menschen in der häuslichen Umgebung ist in Deutschland in der Regel das SGB XI (Pflegeversicherung) maßgeblich. Der § 2 des SGB XI ist mit „Selbstbestimmung" überschrieben, Absatz 1 lautet: „Die Leistungen der Pflegeversicherung sollen den Pflegebedürftigen helfen, trotz ihres Hilfebedarfs ein möglichst selbständiges und selbstbestimmtes Leben zu führen, das der Würde des Menschen entspricht. Die Hilfen sind darauf auszurichten, die körperlichen, geistigen und seelischen Kräfte der Pflegebedürftigen, auch in Form der aktivierenden Pflege, wiederzugewinnen oder zu erhalten."

Während der Begriff der Selbstbestimmung im SGB XI eindeutig benannt wird, ist der Begriff der Teilhabe oder Partizipation im SGB XI nicht zu finden. Jedoch wird in Artikel 6 der Charta der Rechte hilfe- und pflegebedürftiger Menschen von 2006 (letzte Aktualisierung von 2018) auf die Teilhabe eindeutig Bezug genommen: „Jeder hilfe- und pflegebedürftige Mensch hat das Recht auf Wertschätzung, Austausch mit anderen Menschen und Teilhabe am gesellschaftlichen Leben."

Das Bundesministerium für Familie, Senioren, Frauen und Jugend (BMFSFJ) hatte im Jahr 2003 gemeinsam mit dem Bundesministerium für Gesundheit und Soziale Sicherung (BMGS) den „Runden Tisch Pflege" einberufen, um die Lebenssituation hilfe- und pflegebedürftiger Menschen in Deutschland zu verbessern. Die Charta wurde 2006 erstmals veröffentlicht und im Anschluss mehrfach verändert. Sie ist eine wichtige Grundlage für die Ausgestaltung einer würdevollen Pflege sowie Impulsgeber für den gesamten Bereich der Pflege. Sie gibt Orientierung für pflegebedürftige Menschen und deren Angehörige, aber auch für alle, die sich für eine Ausbildung im Bereich der Pflege entscheiden.

Partizipatives Arbeiten und Patientenpartizipation kann im Gesundheitswesen die Versorgungssicherheit weiter verbessern sowie die Lebensqualität und Zufriedenheit bei den Patient*innen, auch bei komplexen pflegerischen und medizinischen Versorgungs- und Behandlungsfragen, stärken. Dabei sind für die Umsetzung in der Praxis auf der einen Seite die Perspektiven und Ausgestaltungen durch die Pflegefachkräfte von entscheidender Bedeutung – also: Wie steht die Pflegekraft zu einer Einbeziehung und wie erfolgt diese Einbeziehung der Patient*innen in Entscheidungen, z. B. bei der Pflegeplanung und Pflegedurchführung oder bei der Zielformulierung?

Auf der anderen Seite ist zu sehen, wie Einstellungen und die Mitwirkung/Mitwirkungsmöglichkeiten der Patient*innen offensichtlich werden. Im partizipativen Verständnis nehmen Patient*innen informiert und aktiv am Entscheidungsprozess kontinuierlich teil und sind nicht länger passive Empfänger*innen von Gesundheitsleistungen. Von ihnen sind dabei die Bereitschaft, mitzuarbeiten, Motivation sowie Lernfähigkeit und eine gewisse Auffassungsgabe (Gesundheitskompetenz) gefordert. Umfragen zeigen, dass mehr als 80 % der Patient*innen mitbestimmen wollen (Coulter, 2019).

Damit wird klar, dass dies auch ein Thema für die Pflege darstellt oder in Zukunft noch stärker darstellen wird. Fachkräfte der Pflege haben zudem eine besonders hohe Kontaktfrequenz zu Patient*innen (im Vergleich mit Fachkräften aus der Medizin), insbesondere bei multimorbiden Menschen, die regelmäßig ambulant oder stationär pflegerisch versorgt werden müssen. Pflegefachkräfte sind damit oft in einer Situation, eine partizipative Versorgung anzubahnen oder auszugestalten. Dies erscheint generell anspruchsvoll und nicht einfach, auch weil es hierfür kein tradiertes Rollenprofil in der Pflege gibt. Der Pflegeberuf ist stark im Wandel mit seinen vielfältigen Professionalisierungsbestrebungen wie z. B. der Akademisierung. Ebenso sind die zeitlichen und ökonomischen Rahmenbedingungen mit zu berücksichtigen, die bislang Gespräche (und die damit verbundene notwendige Zeit insbesondere bei älteren Menschen mit Multimorbidität) zur intensiveren gemeinsamen Beratung und Entscheidungsfindung nicht vorsehen.

Die bisherigen Ausführungen haben aufgezeigt, dass der Partizipations- bzw. der Teilhabebegriff (allgemein und in der Pflege) oft nicht eindeutig definiert ist. Dies bedeutet jedoch selbstverständlich nicht, dass Partizipation und Teilhabe für Patient*innen in der Pflege ohne Relevanz wären. Die Forschung im Bereich der Partizipation von Patient*innen hat in den letzten Jahren eigentlich erst begonnen. **Abbildung 3-1** zeigt die Zahl der wissenschaftlichen Publikationen in der Datenbank Pubmed in den letzten 50 Jahren. Es ist deutlich erkennbar, dass dieses Thema erst seit etwas mehr als 20 Jahren wissenschaftliches Interesse findet und sich die Zahl der Publikationen in den letzten 10 Jahren verdoppelt hat. Dabei sind besonders die Länder forschungs- und publikationsaktiv, in denen die Pflege schon seit längerer Zeit vollständig akademisiert ist und wo damit eigene Wissenschaftsstränge existieren. Dies macht auch klar, warum es in Deutschland im internationalen Vergleich bislang noch wenig Forschung zu diesen Themen gibt.

3.1.1 Shared decision making

Individualisierte Pflegepläne für Patient*innen sind Bestandteil moderner Pflegepraxis. Das Einbeziehen von Patient*innen in die Erstellung der Therapie- und Pflegepläne ist hingegen noch keine klinische Routine. Bereits seit den 1980er-Jahren werden in der wissenschaftlichen Literatur mögliche Vorteile von Shared decision making diskutiert. Gemeint ist mit diesem Begriff „traditionell", dass ärztliche Fachkraft und Patient*innen gemeinsam Entscheidungen im diagnostischen oder therapeutischen Prozess treffen. Besonders in den letzten zehn Jahren ist das Konzept der gemeinsamen Entscheidungsfindung auch auf den Pflegebereich ausgeweitet worden (Goossens et al., 2020; Kasper et al., 2022). Shared decision making wird dabei zum Instrument (Werkzeug), um Partizipation zu ermöglichen.

Das (partizipative) Mitwirken der Patient*innen in den Entscheidungsprozessen lässt sich auch als personenzentriertes Arbeiten beschreiben, das heißt, dass sie nicht mehr pas-

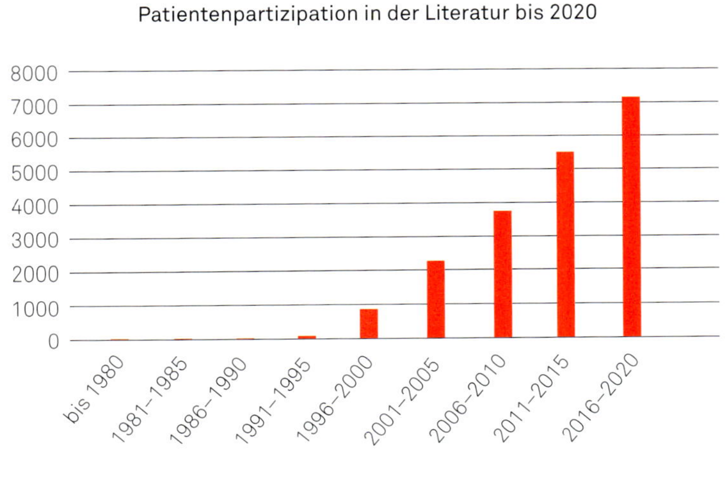

Abbildung 3-1: Zahl der wissenschaftlichen Publikationen, die mit den Suchbegriffen „patient" und „participation" in der Datenbank Pubmed gefunden werden (Quelle: Eigene Darstellung)

siv in die Ausgestaltung von Diagnostik- und Therapiekonzepten involviert sind, sondern als Person aktiv mitwirken. Beim interprofessionellen Shared decision making sind Pflegekräfte und Mediziner*innen in dieses Konzept aktiv eingebunden.

Im Rahmen einer aktuellen wissenschaftlichen Studie an den Universitätskliniken in Schleswig-Holstein (Kiel und Lübeck) können sich teilnehmende Pflegekräfte zum Decision Coach oder zur Entscheidungsbegleitung ausbilden lassen. Als Decision Coach unterstützen sie die Patient*innen anhand einer Entscheidungshilfe zu einer spezifischen Fragestellung, die medizinischen Sachverhalte zu verstehen und die eigenen Vorlieben sowie Prioritäten klar benennen zu können. Als Entscheidungsbegleitung unterstützen sie die Patient*innen, anhand einer allgemeinen (generischen) Entscheidungshilfe das eigene Vorwissen zu strukturieren, Fragen zu unklaren medizinischen Sachverhalten zu formulieren sowie ebenfalls die eigenen Vorlieben und Prioritäten klar benennen zu können (https://www.uksh.de/sdm).

Fachkräfte der Pflege arbeiten beim interprofessionellen Shared decision making gemeinsam mit den Fachkräften der Medizin. Die Fachkraft der Pflege ist darin geschult, die Patient*innen in die Entscheidungsfindung miteinzubeziehen, aber nicht (als Fachkraft) die Entscheidung für die Patient*innen zu treffen (**Abb. 3-2**). Abbildung 3-2 macht auch deutlich, dass die partizipative Entscheidungsfindung zwischen ärztlichem Personal und Patienten/Patientinnen, zwischen Pflegekräften und Patienten/Patientinnen sowie zwischen verschiedenen Berufsgruppen (in der Abbildung Medizin und Pflege) und Patienten/Patientinnen praktiziert werden kann.

In dem oben beschriebenen Projekt in Schleswig-Holstein ist die Pflegequalifizierung begleitet von einer sogenannten Patientenaktivierung. Dabei lernen diese, wie sie sich konkret an Therapieentscheidungen beteiligen können. Zudem werden die Patient*innen mit evidenzbasierten Entscheidungshilfen vertraut gemacht. Diese Entscheidungshilfen informieren sie über ihre Erkrankung und mögliche (evidenzbasierte) Handlungsmöglichkeiten. Das heißt, die Patient*innen machen sich selbst ein Bild von den aktuell vorliegenden Therapieoptionen anhand evidenzbasierter wissenschaftlicher Daten. Fachkräfte der Medizin und Pflege werden so zu professionellen Beratenden, die Patient*innen treffen ihre Entscheidungen selbst.

Das oben beschriebene Konzept des interprofessionellen Shared decision making sowie die individuelle Pflege kommen dem personzentrierten und partizipationsorientierten Arbeiten mit der ICF sehr nahe.

Patientenzentrierte Partizipation (z. B. nach dem Konzept des Shared decision making) ist für viele Professionen in der Gesundheitsversorgung von Bedeutung. Selbstverständlich sind im Diagnostik-, Pflege- und Therapieprozess professionsspezifische Assessments, Dokumentationen und Spezialisierungen notwendig. Für die gemeinsame Versorgung von Patient*innen ist deshalb zu planen und abzusprechen, welche Inhalte und Konzepte gemeinsam mit Fachkräften unterschiedlicher Professionen (interdisziplinär) und welche getrennt (unidisziplinär) vereinbart, dokumentiert und ausgeführt werden. Die (gemeinsame) Sprache spielt in der interdisziplinären und patientenzentrierten Arbeit eine große Rolle. Bislang liegen nur wenige Untersuchungen zu Effekten der patientenzentrierten Versorgung vor, der Forschungsbedarf ist an dieser Stelle noch groß.

Die partizipative Ausgestaltung in der Beziehung von Pflegekraft und Patient*innen bedingt einige Veränderungen und kann auch deutliche Vorteile für die Pflegefachkraft aufzeigen. Zunächst bedeutet das Miteinbeziehen von Patient*innen vielleicht auf den ersten Blick das ungewohnte Abgeben von Verantwortung, Risiko oder sogar Macht. Es bedarf also der Bereitschaft, diese „Privilegien“ mit den Patient*innen zu teilen sowie diesen zuzutrau-

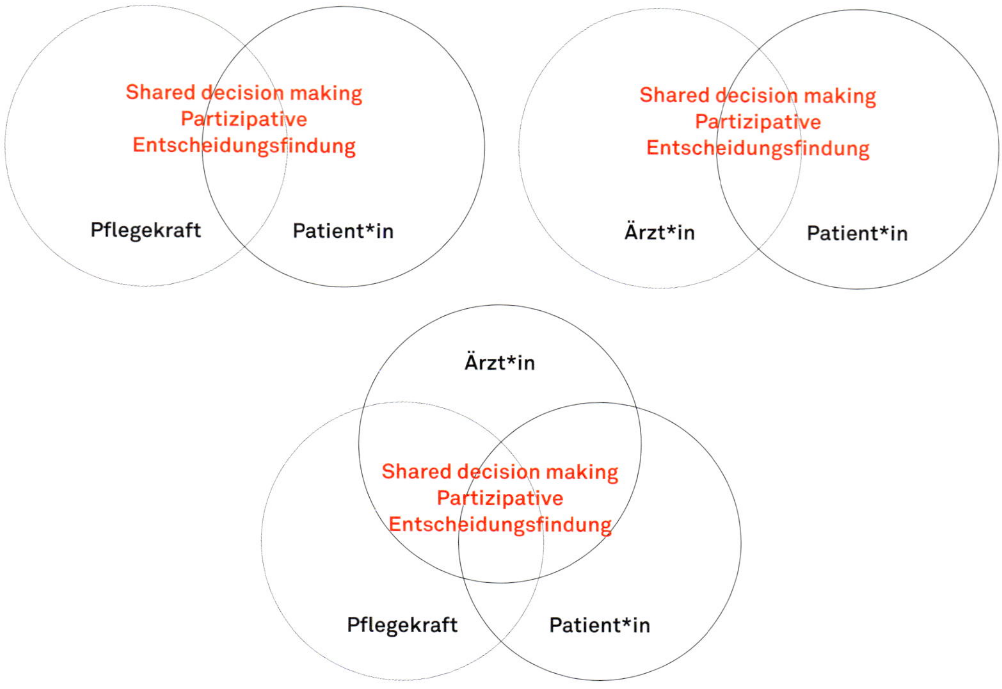

Abbildung 3-2: Shared decision making/Partizipative Entscheidungsfindung mit Patient*innen; die Abbildung könnte z.B. durch Therapeuten/Therapeutinnen ergänzt werden (Quelle: Eigene Darstellung)

en, damit umgehen zu können. Der Vorteil für die Pflegefachkraft ist, dass die Patient*innen ihre eigene Motivation in einer besonderen Weise einbringen (im Vergleich zu einer „klassischen" Beziehung) und mit der Übernahme von Verantwortung auch zu einer Entlastung der Fachkraft beitragen können. Eine solche aktive Partizipation impliziert die verbale und körperliche Beteiligung von Patient*innen. Als Voraussetzung für Partizipation nennen Pflegefachkräfte in Krankenhäusern „den Aufbau einer kooperativen Beziehung und das Kennenlernen des Patienten, aber auch die Stärkung der Selbstpflegefähigkeiten als hilfreiche Strategie, um Patientenpartizipation anzubahnen" (Messer, 2018, S. 50).

Selbstverständlich gibt es auch mögliche hinderliche Faktoren (als Barrieren) für die Patientenpartizipation. Hierzu können die Haltungen der Pflegefachkräfte oder der Patient*innen genannt werden, wenn beispielsweise negative oder ablehnende Einstellungen gegenüber einem Partizipationskonzept bestehen. Weiterhin können sich ein fehlendes Bewusstsein für die Bedeutung der eigenen Arbeitsweise zur Ermöglichung von Patientenpartizipation, eine ausgeprägte aufgabenorientierte oder risikobedachte Arbeitsweise sowie eine primäre Fokussierung auf die Gestaltung von organisatorischen Abläufen und Arbeitsprozessen bei Pflegefachkräften erschwerend auswirken. Weitere in der Forschung benannte mögliche Schwierigkeiten können sich durch Zeitmangel, fehlendes Fachwissen in der Pflegeplanung oder Unsicherheit bei der Informationsvermittlung und im Umgang mit Angehörigen zeigen (Messer, 2018). Aufseiten der Patient*innen sind eingeschränkte Gesundheitskompetenz, Multimorbidität mit komplexer Krankheitssituation, kognitive oder kommunikative Störungen als Barrieren für ein partizipatives Vorgehen zu nennen.

Messer beschreibt und visualisiert in ihrem Buch „Patientenpartizipation aus Sicht der Pflege" ein modifiziertes und erweitertes Partizipationsgrundmodell. In der von ihr vorgestellten (qualitativen und in Deutschland durchgeführten) Studie erläutert sie, wie Partizipation von Pflegenden oft verstanden wird:

- als eine Art Grundhaltung, die sich als aktive, körperliche Teilhabe am Versorgungsgeschehen niederschlägt („fürsorgliche Aktivierer"),
- als Methode, die Patient*innen die Möglichkeit bietet, aus einem vorgegebenen Angebot auszuwählen („Dienstleister") und
- als eigenständiges Ziel der Versorgung, das vorsieht, Patient*innen an Entscheidungen zu beteiligen („Begleiter") (Messer, 2018, S. 192).

Dabei wird aufgezeigt, dass im deutschsprachigen Raum noch viel Forschungsbedarf im Themengebiet partizipative Ausgestaltung in der Pflege besteht. Bislang ist in Deutschland ein Konzept von partizipativer Entscheidungsfindung oder „geplanter" Partizipation im Pflegebereich noch wenig bekannt (Messer, 2018, S. 211). Noch weniger Erfahrung gibt es bislang mit interprofessionellen (Beteiligung von Fachkräften unterschiedlicher Professionen) oder interdisziplinären (mit verbindlichen Absprachen zwischen den Fachkräften unterschiedlicher Professionen) Konzepten in diesem Themengebiet. Dabei können die Möglichkeiten und Herausforderungen in den unterschiedlichen Settings (z.B. ambulante oder stationäre Pflege) sehr unterschiedlich sein. Wenngleich das Partizipationsverständnis in der ICF für die Pflege nicht differenziert oder nicht spezifisch genug erscheinen mag, so kann ICF-orientiertes Arbeiten in der Pflege (Ausrichten der Tätigkeiten individuell an den Patient*innen orientiert und mit deren Mitwirkung/Partizipation) ein erstes Konzept sein, das die professionsspezifischen (Pflege) und die interdisziplinären Perspektiven (Versorgung der Patient*innen mit Fachkräften aus verschiedenen Professionen) beschreiben und ausgestalten hilft.

3.1.2 Zusammenfassung

- In der ICF ist Teilhabe/Partizipation mit dem „Einbezogensein in eine Lebenssituation" definiert.
- Partizipatives Arbeiten und Patientenpartizipation kann im Gesundheitswesen die Versorgungssicherheit weiter verbessern sowie die Lebensqualität und Zufriedenheit bei den Patient*innen.
- Nach dem partizipativen Verständnis nehmen Patient*innen informiert und aktiv am Entscheidungsprozess kontinuierlich teil und sind nicht länger passive Empfänger*innen von Gesundheitsleistungen.
- Shared decision making ist ein Instrument, um Partizipation zu ermöglichen. Hierbei kann ein Decision Coach Unterstützung leisten.
- Im deutschsprachigen Raum besteht noch viel Forschungsbedarf auf dem Gebiet der partizipativen Ausgestaltung der Pflege.
- ICF-orientiertes Arbeiten kann in der Pflege ein (erstes) Konzept sein, das die professionsspezifischen und interdisziplinären Perspektiven beschreibt und auszugestalten hilft.

3.2 Der Pflegeprozess

Der Pflegeprozess beschreibt das professionelle prozesshafte Vorgehen zur systematischen Durchführung der individuellen Pflege der Patient*innen. Hierbei orientiert sich eines der ältesten und bekanntesten Modelle an den folgenden sechs Schritten von Fiechter und Meier (1998):

1. Informationssammlung
2. Erkennen von Problemen und Ressourcen
3. Festlegung der Pflegeziele
4. Planung der Pflegemaßnahmen
5. Durchführung der Pflege
6. Beurteilung der Wirkung der Pflege.

Auch der Pflegeprozess befindet sich in einem stetigen Wandel. Mit dem neuen Pflegebedürftigkeitsbegriff und dem entsprechenden Begutachtungsinstrument brachte das Zweite Pflegestärkungsgesetz (PSG II) weitreichende Verbesserungen für das Pflegesystem. Schon lange wird der hohe bürokratische Aufwand im Pflegealltag kritisiert. Für die Entbürokratisierung und Vereinfachung der Pflegedokumentation wurde gemeinsam mit Expert*innen sowie Praktiker*innen das „Strukturmodell“ in Deutschland entwickelt (Bundesministerium für Gesundheit, 2022). Die Intention dahinter soll sein, dass sich dadurch wieder mehr Zeit für die eigentliche Pflege gewinnen lässt und der Anteil der Dokumentation auf das Notwendige reduziert wird. Das Bundesministerium für Gesundheit beschreibt die Strukturierte Informationssammlung (SIS) als das erste Element des Strukturmodells und als ein neues Konzept zum Einstieg in einen vierstufigen Pflegeprozess. Dieser vierstufige Prozess erinnert sehr an den sogenannten PDCA-Zyklus in Qualitätsmanagementkonzepten (Bart, 2020). Im Jahr 2015 erfolgte die bundesweite Einführung, welche bereits bis zu 90 % der Pflegeeinrichtungen in Deutschland betrifft. Auch in die Curricula der Pflegeausbildung wurde SIS offiziell mit aufgenommen. Somit wurde das Modell nach Fiechter und Meyer auf die in **Abbildung 3-3** dargestellten Schritte vereinfacht.

Weiter beschreibt das Bundesministerium für Gesundheit (2022) den Vorteil und die Möglichkeit, dass eine konsequent an den individuellen Bedürfnissen der pflegebedürftigen Person orientierte Maßnahmenplanung erfolgen kann. Die Strukturierte Informationssammlung (SIS) kann im Rahmen eines Erst- oder Aufnahmegesprächs im Dialog zwischen pflegebedürftiger Person und Pflegefachkraft erfolgen. Hierbei kombiniert SIS die Selbsteinschätzung der Pflegebedürftigen mit der fachlichen Einschätzung der Pflegekraft. Die fachliche Einschätzung der Pflegekraft wird zur individuellen Pflegesituation in insgesamt sechs Themenfeldern vorgenommen:

1. Kognition und Kommunikation
2. Mobilität und Bewegung
3. krankheitsbezogene Anforderungen und Belastungen
4. Selbstversorgung
5. Leben in sozialen Beziehungen
6. Haushaltsführung (ambulanter Sektor) oder Wohnen/Häuslichkeit (stationärer Sektor).

Durch die fachliche Einschätzung der Pflegefachkraft werden zusätzlich in einer speziellen

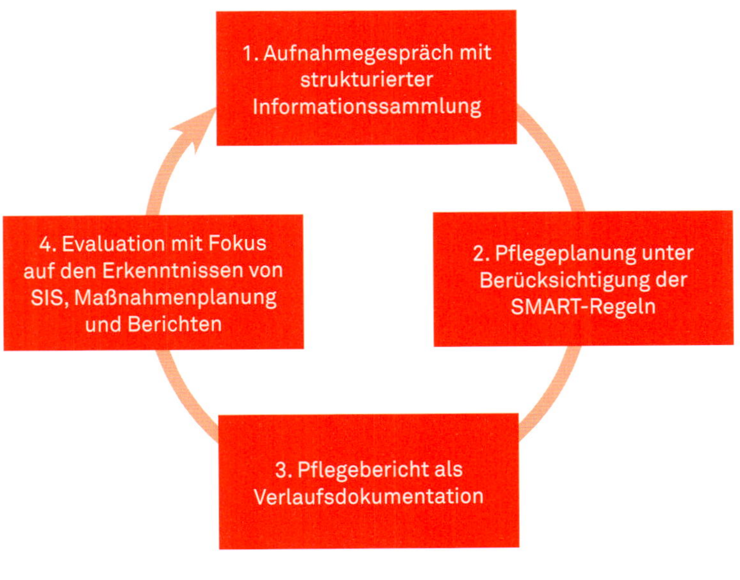
1. Aufnahmegespräch mit strukturierter Informationssammlung
2. Pflegeplanung unter Berücksichtigung der SMART-Regeln
3. Pflegebericht als Verlaufsdokumentation
4. Evaluation mit Fokus auf den Erkenntnissen von SIS, Maßnahmenplanung und Berichten

Abbildung 3-3: Die vier Elemente des Strukturmodells (Quelle: In Anlehnung an „Strukturmodell und strukturierte Informationssammlung,“ von Deutsches Medizinrechenzentrum GmbH, 2023, https://www.dmrz.de/wissen/lexikon/s/strukturmodell-und-strukturierte-informationssammlung-sis.)

Matrix die jeweiligen Pflegerisiken im Zusammenhang mit den Themenfeldern (z.B. Sturz mit Bewegung/Mobilität) ermittelt. Im Anschluss daran kann auf Grundlage der SIS (einschließlich der Matrix zur Risikoeinschätzung) der Handlungsbedarf in der Maßnahmenplanung dokumentiert werden (Bundesministerium für Gesundheit, 2016).

Die oben aufgeführten Themenfelder finden sich ähnlich in der ICF wieder. Was ein Mensch aktuell eigenständig verrichten kann (Aktivität) und das Einbezogensein in eine Lebenssituation (Partizipation) wird in der ICF in insgesamt neun Lebensbereichen (Domänen) zusammengefasst. **Tabelle 3-1** zeigt, dass sich die Themenfelder der SIS in den Lebensbereichen 1 bis 7 der ICF wiederfinden lassen. Die Lebensbereiche 8 („Bedeutende Lebensbereiche") und 9 (Gemeinschafts-, soziales und staatsbürgerliches Leben) werden in der SIS-Systematik nicht gesondert aufgeführt.

Mit dieser Gegenüberstellung soll verdeutlicht werden, dass die ICF kein absolut neues und gegensätzliches Modell darstellt. Vielmehr soll gezeigt werden, dass sich die ICF an bereits bestehenden Modellen leichter verstehen lässt, denn SIS ist in Deutschland in der Praxis bereits etabliert worden. Der SIS-Behandlungsbogen sieht vor, dass zunächst allgemeine Daten gesammelt werden, wie z.B. Name der pflegebedürftigen Person, Zeitpunkt, Art des Gesprächs (Erstgespräch/Folgegespräch), Handzeichen der Pflegekraft.

Daraufhin erfolgt die Selbsteinschätzung des pflegebedürftigen Menschen. Wie auch in der ICF spielen also auch in der SIS-Systematik die Selbstbestimmung und Individualität des Pflegebedürftigen eine zentrale Rolle. Gewohnheiten, Wünsche, Überlegungen, Ressourcen, aber auch die Sehnsucht nach einem bestimmten Ziel des Pflegebedürftigen können in gemeinsamen Gesprächen (häufig auch während der Pflegebehandlung) vom Pflegefachpersonal differenziert erfasst werden und bieten die Möglichkeit, über die ursprüngliche Diagnose hinaus an erweiterte Hilfemöglichkeiten zu denken. Sofern es dem Pflegebedürftigen nicht möglich oder auch von ihm nicht gewünscht ist, sich auf irgendeine Art und Weise mitzuteilen, ist es hilfreich, für die Erfassung der Ressourcen und Beeinträchtigungen Pflegende oder nächste Angehörige oder aber das Fachpersonal

Tabelle 3-1: Gegenüberstellung der Themenfelder aus der SIS und der neun Lebensbereiche (d1–d9) in der ICF (Quelle: Eigene Darstellung)

Themenfelder der SIS	Lebensbereiche in der ICF
Kognition und Kommunikation	d1 Lernen und Wissensanwendung d3 Kommunikation
Mobilität und Bewegung	d4 Mobilität
Krankheitsbezogene Anforderungen und Belastungen	d2 Allgemeine Aufgaben und Anforderungen
Selbstversorgung	d5 Selbstversorgung
Leben in sozialen Beziehungen	d7 Interpersonelle Interaktionen und Beziehungen
Haushaltsführung (ambulanter Sektor) <u>oder</u> Wohnen/Häuslichkeit (stationärer Sektor)	d6 Häusliches Leben
	d8 Bedeutende Lebensbereiche (Erziehung, Arbeit und Beschäftigung, Wirtschaftliches Leben)
	d9 Gemeinschafts-, soziales und staatsbürgerliches Leben

in die Planung miteinzubeziehen. Folgende Fragen können bei der Selbsteinschätzung und Partizipation des Pflegebedürftigen unterstützend sein:

- Was bewegt Sie im Augenblick am meisten?
- Welche Wünsche haben Sie für Ihren Aufenthalt?
- Was können wir für Sie tun?

Die SIS-Systematik knüpft sehr an ein ICF-orientiertes Arbeiten an und kann als aktuelles Praxismodell für eine partizipative Pflege dienen. Die betroffene Person wird kontinuierlich im gesamten Pflegeprozess miteingebunden.

Natürlich ist eine kritische Auseinandersetzung mit der SIS-Systematik wichtig. Aus dem Bericht des Deutschen Pflegerats aus dem Jahr 2015 geht hervor, dass dieses Strukturmodell grundsätzlich Unterstützung findet. Ergänzend dazu werden aber auch wichtige Kritikpunkte genannt. Es wird angemerkt, dass wichtige Informationen verloren gehen können, da das Definieren von Problemen, Ressourcen und Zielen nicht mehr expliziter Bestandteil der Pflegeplanung ist. Mit der SIS-Systematik lassen sich nicht alle Inhalte von Pflegeklassifikationen, wie z. B. der NANDA, abbilden (Georg & Abderhalden, 2018). Der Deutsche Pflegerat argumentiert, dass auf der anderen Seite aber „Raum für fachliche Autonomie der Pflegefachpersonen und die Individualität der Klienten" [entsteht]. Gleichzeitig wird die Fachlichkeit insofern gefordert, als die „beteiligten Pflegefachpersonen ihr Handeln jederzeit begründen können müssen" (Deutscher Pflegerat, 2015, o.S.). Es gilt noch einmal hervorzuheben, dass weder die ICF noch das SIS-Strukturmodell alle Pflegediagnosen aus anderen Klassifikationen aufgreifen (kann). Weiterführende Literatur zum Thema Pflegeklassifikationen liefern Doenges, Moorhouse und Murr (2018) in ihrem Buch „Pflegediagnosen und Pflegemaßnahmen".

Wie auch schon Messer (2018) feststellt, braucht es eine Anschlussfähigkeit von Partizipationskonzepten an den Pflegeprozess, die die gemeinsamen Schritte zwischen Pflegefachkraft und Patient*in expliziert, wie z. B. das gemeinsame Erarbeiten von Prioritäten und Präferenzen, die gemeinsame Festlegung von Zielen und das Transparentmachen der Planung. Dies kann mit ICF-orientiertem Arbeiten gelingen.

3.2.1 Zusammenfassung

- Die Strukturierte Informationssammlung (SIS) bildet eine modernisierte Abbildung des Pflegeprozesses, was u. a. auch die Entbürokratisierung der Pflegedokumentation zum Ziel hat.
- Mit der SIS-Systematik lassen sich nicht alle bisherigen Inhalte von Pflegeklassifikationen abbilden.
- Wie auch die SIS bildet die ICF unterschiedliche Lebensbereiche ab, die zur fachlichen Einschätzung dienen.
- Mittels der Selbsteinschätzung der Pflegebedürftigen wird deren Partizipation und Selbstbestimmung gefördert.
- Die ICF bietet als Partizipationskonzept für den Pflegeprozess ein Konzept für die Praxis.

4 Einsatz der ICF in der (Pflege-)Praxis

Um die ICF für die Pflegepraxis nutzbar machen zu können, muss ein Einstieg in das ICF-orientierte Arbeiten gefunden werden. Welche Herausforderungen und Chancen bietet ICF-orientiertes Arbeiten?

4.1 Einführung und Umsetzung

Um Pflegefachkräfte auf ein ICF-orientiertes Arbeiten in der beruflichen Praxis vorzubereiten, ist der Einbezug in die Curricula der Pflege in der Erstausbildung bzw. als Weiterbildung für bereits qualifizierte Fachkräfte notwendig.

Bislang sind die ICF und das bio-psycho-soziale Modell noch nicht flächendeckend in der Ausbildung an Fach- und Hochschulen implementiert. Diese Inhalte bieten sich auch für das interprofessionelle Lernen an. Als Weiterbildung, für bereits berufstätige Fachkräfte, wird eine zweitägige Weiterbildung empfohlen. Dies bietet die Möglichkeit, dass Fachkräfte das bio-psycho-soziale Modell kennenlernen und dessen Anwendung praxis- und fallorientiert außerhalb der beruflichen Praxis einüben und – gemeinsam mit anderen Fachkräften – reflektieren können. Die Umsetzung von personen- und partizipationsorientiertem Arbeiten in der beruflichen Praxis wird durch ein solches Vorgehen erleichtert. Eine Kooperation der verschiedenen Akteursgruppen im Gesundheitssetting kann durch ein miteinander abgestimmtes ICF-orientiertes Arbeiten befördert werden. Dies ermöglicht nicht nur eine Ressourcenschonung im Sinne einer (zeit-)ökonomischen Optimierung der Abläufe, sondern kann die Arbeitszufriedenheit bei gelingender interdisziplinärer Zusammenarbeit – sowohl intrainstitutionell als auch interinstitutionell – steigern (Seidel & Schneider, 2021).

Die Einführung ICF-orientierter Arbeitskonzepte sollte im Team gemeinsam vorbereitet werden. Dabei sind die bestehenden Strukturen und Prozesse zu beachten. Hilfreich kann dabei die Miteinbeziehung des Qualitätsmanagements sein. Ein solches Vorgehen integriert ICF-orientiertes Arbeiten in den beruflichen Alltag („Umbau statt Anbau“) (Seidel & Schneider, 2021). Dieses Praxisbuch ist eine Möglichkeit, einen Einstieg in das ICF-orientierte Arbeiten zu finden. Neben dem theoretischen Input folgen im nächsten Kapitel Fallbeispiele aus dem Pflegealltag, die ICF-orientiert aufgearbeitet wurden.

4.2 Herausforderungen und Chancen

ICF-orientiertes Arbeiten bietet sowohl Herausforderungen als auch große Chancen für alle Beteiligten im Gesundheitswesen und für die Menschen mit Pflegebedarf. Neue Strukturen und Regelungen in der Sozialgesetzgebung erfordern stets ein Umdenken und eine Reflexion der bisherigen Arbeitsweisen und Arbeitsabläufe.

Für die betroffenen Fachkräfte kann das auch mit Ängsten verbunden sein, da die geforderten Änderungen in ihrer Relevanz vielleicht nicht vollumfänglich eingeschätzt werden können.

Weitere Herausforderungen können sein:

- Schulung der Professionellen mit dem Werkzeug ICF und den neuen Herangehensweisen (Personzentrierung und Partizipation) im Pflegeprozess
- Kooperation sowie Kommunikation mit Netzwerkpartner*innen und die Berücksichtigung der Infrastrukturen im jeweiligen Setting (Krankenhaus, Altenpflege usw.)
- Personzentrierung und fachliche Perspektive zusammenbringen
- Selbstbestimmung und Partizipation bei Kindern und erwachsenen Menschen mit Einschränkungen in der Kommunikation und/oder Intelligenz.

Die unterschiedlichen Perspektiven (Personenzentrierung vs. fachliche Perspektive) sind nicht erst mit ICF-orientiertem Arbeiten entstanden oder offensichtlich geworden. Neu ist lediglich, dass mit dem Einbeziehen von Selbstbestimmung und Teilhabe ein „Aushandeln" eines gemeinsamen Weges im Pflegeprozess partizipativ und transparent gestaltet und dokumentiert werden muss. Der Vorteil eines solchen Vorgehens ist für die Pflegefachkraft selbst, dass die Person mit Pflegebedarf meist eine stärkere Eigeninitiative einbringen wird. Selbstbestimmung und Partizipation sind jedoch eine besondere Herausforderung bei Kindern und erwachsenen Menschen mit Einschränkungen in der Kommunikation und/oder Intelligenz. Sofern Menschen sich nicht selbst ausreichend äußern können, müssen deren Personensorgeberechtigte (meist die Eltern) oder Rechtsvertreter*innen (Angehörige oder Betreuer*innen) miteinbezogen und angehört werden.

Beim Ermitteln von Wünschen und Zielen der Patient*innen sind in Zukunft also noch stärker als bisher kreative Ideen und Lösungen in der Pflege gefragt. Auf dem Weg dorthin bietet die ICF-orientierte Arbeitsweise auch die Möglichkeit einer verbesserten Kommunikation zwischen den Pflegefachkräften und weiteren Fachkräften und den Personen mit Beeinträchtigung, da die ICF eine einfache gemeinsame Sprache bereitstellt und damit auch die Abstimmung untereinander erleichtern kann. Mit diesem Aufgabenverständnis und dem Mitwirkungsspielraum kann dies – unter Einbezug der verschiedenen Professionen in Bezug auf die ICF – ein erweiterter Hilfe- und Therapieansatz für Menschen mit Beeinträchtigungen in der Pflege sein.

4.3 Zusammenfassung

- Umorientierung und Umdenken sind für eine personenzentrierte Arbeitsweise notwendig.
- Neu ist, dass mit dem Einbeziehen von Selbstbestimmung und Teilhabe ein „Aushandeln" eines gemeinsamen Weges im Pflegeprozess partizipativ und transparent gestaltet und dokumentiert werden muss.
- Chancen liegen in einer effizienten Arbeitsweise, der Personenzentrierung, dem interdisziplinären Austausch sowie einer ganzheitlicheren Sichtweise auf und gemeinsam mit dem Menschen, um den es geht.

5 Fallbeispiele

Um die praktische Anwendung der ICF zu illustrieren, werden im Folgenden sogenannte Fallbeispiele vorgestellt. In den Fallbeispielen werden typische Pflegefälle und -situationen aus der Praxis charakterisiert. Die in ihnen handelnden Personen sind frei erfunden, die beschriebenen Lebenssituationen und Problemkonstellationen orientieren sich jedoch an realen Fällen.

Jedes Fallbeispiel ist so aufgebaut, dass zunächst eine Schilderung in Textform erfolgt (a). Die Inhalte aus dem Text werden anschließend zur Illustration in das ICF-Modell überführt (ICF-Strukturierung, Abschnitt b). Danach werden die Personen, die mit der Person aus dem Fallbeispiel Kontakt haben, in einer sogenannten Netzwerkkarte beschrieben. Die Netzwerkkarte dient als Instrument, um Merkmale von sozialen Netzwerken oder von sozialen Beziehungen grafisch zu visualisieren. Sie kann z. B. im Rahmen der Hilfeplanung (etwa zur Evaluation der erreichten Ziele) eingesetzt werden. Mit der hier verwendeten sogenannten individuumszentrierten Vier-Felder-Netzwerkkarte werden die Personen, die mit der betroffenen Person aus dem Fallbeispiel Kontakt haben, erfasst (c). Danach werden die Sichtweisen der betroffenen Person sowie deren Familie (d) und die Sichtweisen der beteiligten Fachleute, also die interdisziplinäre Betrachtung (e) vorgestellt.

Zur Bestimmung des Ausmaßes bzw. der Folgen einer Beeinträchtigung von Aktivitäten oder der Teilhabe müssen die Wechselwirkungen zwischen einem gesundheitlichen Problem (und möglichen Schädigungen der Körperfunktionen und -strukturen) und verschiedenen Umwelt- und personbezogenen Faktoren berücksichtigt und analysiert werden. An einem Beispiel werden mögliche relevante Wechselwirkungen aus dem Fallbeispiel im ICF-Modell aufgezeigt und beschrieben. Dies soll helfen, das Thema Wechselwirkungen an konkreten Beschreibungen aus dem Text beispielhaft kennenzulernen (f).

Jedes Fallbeispiel schließt mit einer (möglichen) partizipativen Entscheidungsfindung zur Zielformulierung ab. Die Ziele werden dabei als „smarte" Ziele formuliert. Der Begriff „smart" leitet sich von der SMART-Methode ab, die, vereinfacht gesagt, dabei helfen soll, Ziele so zu formulieren, dass sie klarer und damit leichter messbar und erreichbar werden. Die Buchstaben stehen für: spezifisch, messbar, attraktiv, realistisch und terminiert (g). Zu den beschriebenen „smarten" Zielen werden abschließend Maßnahmenpläne vorgestellt (h).

Die in den Fallbeispielen verwendeten Abbildungen und Tabellen wurden von den Autorinnen und dem Autor erstellt.

5.1 Fallbeispiel „Amira, 1. Lebenstag“

a) Fallbeschreibung
Frau Zalewski hatte zunächst eine unproblematische und unkomplizierte Schwangerschaft. Als sie in der 33. Schwangerschaftswoche war, sind vorzeitig Wehen aufgetreten. Ihr Mann und sie sind direkt zur Geburtsklinik gefahren. Die Wehen konnten nicht gestoppt werden, sodass Frau Zalewski ihre Tochter Amira spontan entbunden hat. Das Frühgeborene Amira atmet spontan und hat ein Gewicht von 1910 g sowie eine Größe von 42,5 cm erreicht. Da die Klinik eine Neonatologie vor Ort hat, wird Amira auf diese Station verlegt, um intensivmedizinisch versorgt und beobachtet zu werden. Dort wird Amira in einen Inkubator gelegt, der eine Temperatur von 34 Grad hat. Damit Atmung, EKG, Sauerstoffsättigung, Blutdruck und Temperatur beobachtet werden können, wird sie an einen Monitor angeschlossen. Nach der Entbindung hat der Stationsarzt ein ausführliches Gespräch mit den Eltern geführt, in dem er ihnen erklärt hat, was nun als Nächstes passiert. Er hat den Eltern schon einmal seine Zuversicht mitgeteilt, dass Amira vollkommen gesund ist, allerdings noch den Inkubator und die Beobachtung benötigt. Des Weiteren wurde den Eltern mitgeteilt, dass Amira vermutlich reif genug ist und Kraft genug hat, so schnell wie möglich gestillt werden zu können und in Kürze keine Magensonde mehr benötigt. Dennoch stellt die ganze Situation eine große Herausforderung für die Eltern dar. Vor allem Frau Zalewski ist mit der aktuellen Situation überfordert und macht sich große Vorwürfe, dass die Frühgeburt ihre Schuld ist.

Nach dem Gespräch mit dem Arzt können die Eltern ihre erstgeborene Tochter auf der Intensivstation besuchen. Sie werden von der zuständigen Pflegefachkraft begleitet. Die junge Mutter bricht in Tränen aus, als sie den Inkubator und die vielen Kabel sieht. Sie erzählt der Pflegefachkraft, dass sie sich dies alles ganz anders vorgestellt habe. Frau Zalewski hatte von einer Hausgeburt geträumt und dass nach der Entbindung in der vertrauten Umgebung eine Pastorin das Kind segnen sollte. Sie hatte alles in ihrem Kopf durchgeplant und sich auch schon ein Gebet ausgesucht. Nun fühle sie sich auf der Intensivstation völlig fehl am Platz. Die Pflegefachkraft hört einfühlsam zu und erklärt den Eltern, dass Amira noch nicht komplett selbstständig ihre Temperatur regeln kann, weswegen der Inkubator zunächst noch notwendig ist. Des Weiteren erklärt sie den Eltern, was bereits alles gut bei Amira entwickelt ist und gut funktioniert. Die Vitalparameter sind seit der Ankunft auf der Station stabil. Die Pflegefachkraft nimmt wahr, dass Frau Zalewski nun beruhigter scheint, allerdings immer noch einen traurigen Blick hat. Sie fragt nach, ob die Eltern noch Fragen haben. Frau Zalewski sagt mit Tränen in den Augen: „Sie wissen so viel. Ich weiß gar nichts. Ich habe das Gefühl, dass ich schuld an allem bin und jetzt kann ich noch nicht einmal was tun.“ Weiter erzählt Frau Zalewski, dass sie im Internet gelesen habe, dass es zu Komplikationen und Spätfolgen kommen könne.

Vom Stationsarzt werden die Eltern beruhigt, als dieser mitteilt, dass Amira mit fast 33 Schwangerschaftswochen schon viele Körperfunktionen allein übernehmen kann und der Verlauf der ersten Lebensstunden als komplikationslos beschrieben und damit sehr positiv gesehen werden kann. Dieses Gespräch nimmt die Pflegefachkraft zum Anlass, den Eltern deutlich zu machen, dass sie trotz des Inkubators die Möglichkeit haben, ihr Kind kennenzulernen. Sie können nun herausfinden, was ihre Tochter mag und was sie nicht mag. Das kann z. B. sein, wie ihre Tochter am liebsten gelagert werden möchte. Zum jetzigen Zeitpunkt ist Amira in Rückenlage und schläft ruhig. Die Pflegefachkraft beantwortet die Fragen der Eltern und erzählt dabei, dass es auch wichtig ist, die Körpersprache der Tochter zu beobachten und kennenzulernen; so kann z. B. ein Spreizen der Finger auf ein Stressverhalten hindeuten. Sie erläutert, dass auf der Neonatalstation eine individuelle Pflege der Kinder erfolgt, das Agieren und Anzeigen der Kinder (z. B. Signale von Unwohlsein oder Stress) von großer Bedeutung ist und von allen Fachkräften beachtet werden muss. Amira mache das bislang prima und fühle sich wohl. Des Weiteren erklärt sie den Eltern die Känguru-Methode und unterstützt die beiden in der Eltern-Kind-Bindung (Eltern-Kind-Beziehung), berichtet, dass Amira beim Berühren deutlich reagiert habe. Die Eltern fühlen sich in ihrer Selbstwirksamkeit wieder gestärkt und akzeptieren nun leichter die Umstände von Geburt und Klinikaufenthalt. Die Pflegefachkraft bestärkt die Mutter darin, das Gebet, welches sie sich vorher ausgesucht hatte, immer wieder vor ihrer Tochter zu sagen und einfach mit ihr zu sprechen. Eine weitere wichtige Aufgabe für Amira ist das Trinken (zunächst mit der Flasche, dann an der Brust); ihre Mutter möchte gern stillen. Auch hier gilt es die Signale von Amira wahrzunehmen. Die Pflegefachkraft erzählt, dass Amira beim Versorgen an der eigenen Hand gesaugt habe.

Am späten Abend rufen die Eltern beide Großeltern an, die schon sehr besorgt waren, sich aber sehr über die Geburt ihres Enkelkindes freuen.

b) ICF-Strukturierung

Aus didaktischen Gründen sind alle Inhalte aus dem Text der Fallbeschreibung (a) komplett in die Übersicht mit der ICF-Strukturierung überführt worden (b). Das heißt: Alle Textinhalte, die in den Komponenten dargestellt werden können, sind hier zu sehen, ergänzt mit den möglichen Kodierungen aus der ICF.

ICF-Strukturierung

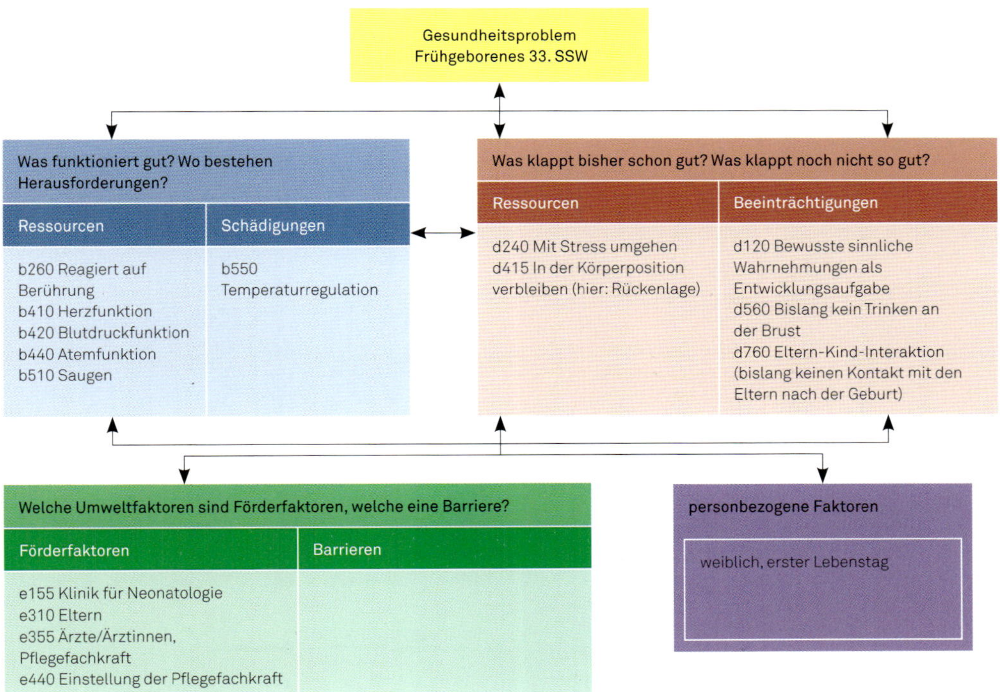

c) Netzwerkkarte

Mit der hier abgebildeten Vier-Felder-Netzwerkkarte werden die Personen, die mit der betroffenen Person aus dem Fallbeispiel Kontakt haben, mithilfe von vier Koordinatenfeldern als soziale Umweltfaktoren – aufgeteilt nach: 1) Familie, 2) professionelle Beziehungen, 3) Gemeinschaftsleben, 4) Freunde und Bekannte – erfasst. Dabei soll der Abstand zur betroffenen Person aus dem Fallbeispiel die unterschiedliche Nähe der Beziehung darstellen (wichtige, weniger wichtige Beziehung).

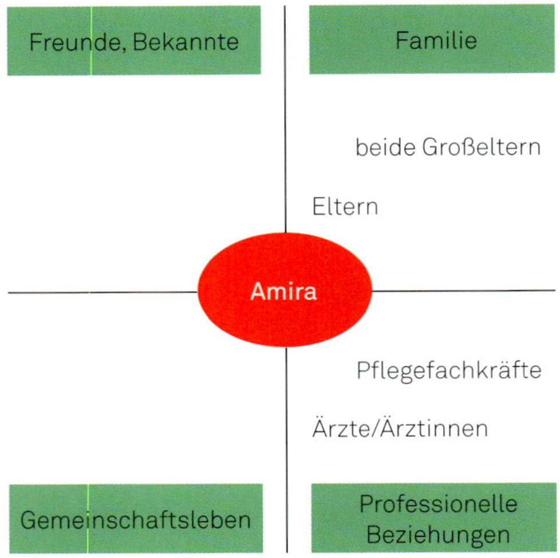

d) Personbezogene Betrachtung

Hier werden die Sichtweisen der betroffenen Person und ihrer Familie dargestellt. In den Sprechblasen sind beispielhaft wesentliche Einschätzungen und Wünsche aus der Patienten- und der Angehörigenperspektive zu lesen. Diese Inhalte werden in Abschnitt g bei der partizipativen Entscheidungsfindung und den Zielformulierungen wieder aufgenommen.

Personbezogene Betrachtung

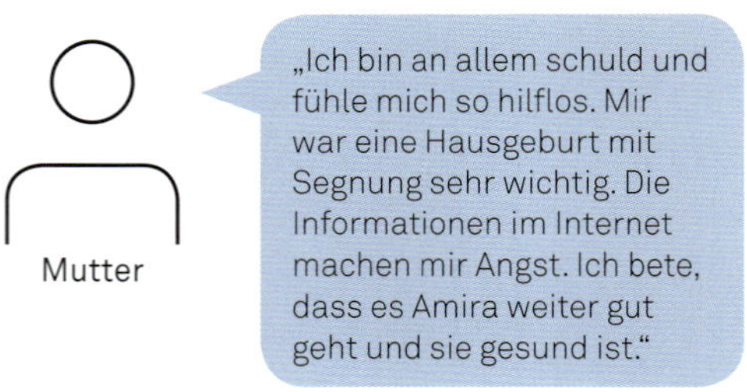

Personbezogene Betrachtung

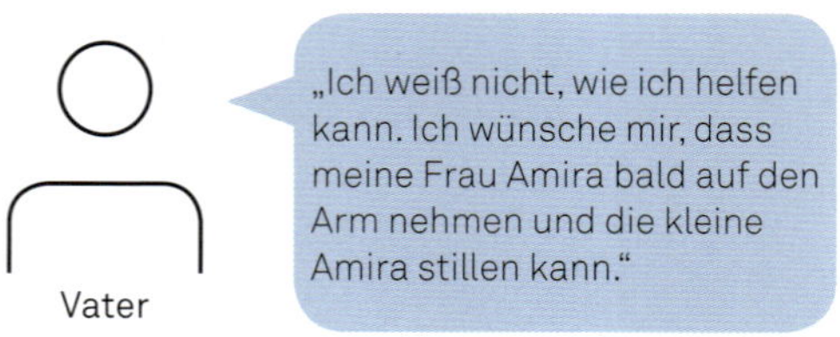

e) Interdisziplinäre Betrachtung

Hier werden die Sichtweisen der beteiligten Fachleute dargestellt. In den Sprechblasen sind beispielhaft wesentliche Einschätzungen aus deren Perspektive abgebildet. Diese Inhalte werden in Abschnitt g bei der partizipativen Entscheidungsfindung und den Zielformulierungen sowie in Abschnitt h bei den Maßnahmenplänen miteinbezogen.

Interdisziplinäre Betrachtung

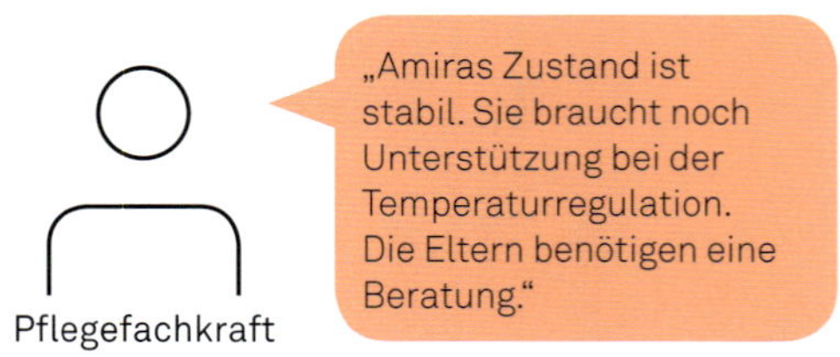

Interdisziplinäre Betrachtung

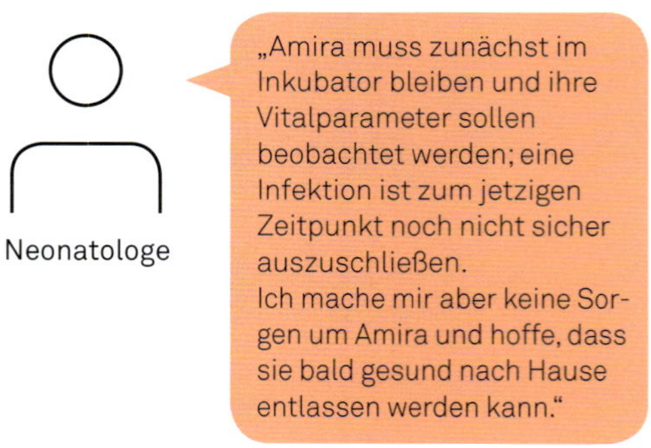

f) Wechselwirkungen am Beispiel des Kodes d560

An dieser Stelle sind *mögliche* Wechselwirkungen vorgestellt; weitere Wechselwirkungen könnten beschrieben werden. Aus Informationen über die Wechselwirkungen können Hypothesen abgeleitet werden, die Aussagen über Interventionsmaßnahmen erlauben und die im interdisziplinären Diskurs Berücksichtigung finden.

Wechselwirkungen zu d560 (Trinken an der Brust):

1. Wechselwirkungen mit Körperfunktionen:
   Das Saugen (b510) kann das Trinken an der Brust (d560) für Amira leichter machen; umgekehrt wird das Trinken an der Brust auf das Saugen als Körperfunktion zurückwirken.
2. Wechselwirkungen mit dem Kontext:
   Die positive Einstellung der Pflegefachkraft (e440) kann sich positiv auf das Stillen (Trinken an der Brust) auswirken. Wenn das Stillen an der Brust (d560) klappt, wirkt sich das auf die Einstellung/Haltung der Pflegefachkraft aus.
3. Wechselwirkungen mit anderen Lebensbereichen:
   Trinken an der Brust (d560) wirkt sich auf die bewussten sinnlichen Wahrnehmungen des Neugeborenen aus (d120). Umgekehrt wirken diese bewussten sinnlichen Wahrnehmungen (orales Explorieren, Riechen, Schmecken) bei Amira auf das Stillen/Trinken an der Brust.

Wechselwirkungen am Beispiel d560

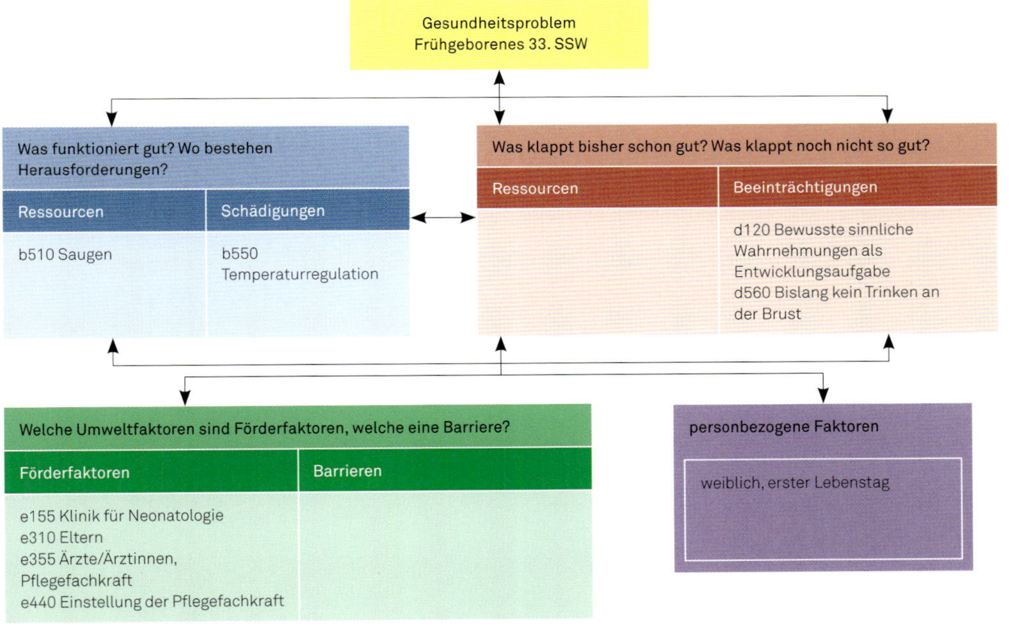

g) Partizipative Entscheidungsfindung: Zielformulierung
Die Tabelle zeigt, wie aus den Wünschen von Patient*innen und ihren Angehörigen (Sprechblasen in Abschnitt d) unter Berücksichtigung der Inhalte aus dem Fallbeispiel (Abschnitt a) sowie der fachlichen Einschätzungen in Abschnitt e (interdisziplinäre Betrachtung) smarte Ziele formuliert werden können.

Wunsch:	„Ich bete, dass es Amira weiter gut geht und sie gesund ist." „Ich wünsche mir, dass meine Frau die kleine Amira stillen kann."	„Ich wünsche mir, dass meine Frau Amira bald auf den Arm nehmen kann."
ICF-Codierung (Beschreibung):	d560 Stillen/an der Brust trinken	d760 Eltern-Kind-Interaktion
(SMARTe) **Zielformulierung**:	„In zwei Wochen trinkt Amira an der Brust der Mutter und wird voll gestillt." d560	„In einer Woche haben Amira und ihre Mutter täglich mehrere Stunden Körperkontakt." d760

h) Maßnahmenpläne
Wie sollen die *smarten* Ziele im Pflege- und Praxisalltag umgesetzt werden? Hierzu werden einfache Maßnahmenpläne erstellt, mit deren Hilfe festgelegt wird, wer (welche Person oder Personen) für was (welche konkrete Aufgabe oder Aufgaben) verantwortlich ist und in welchem Zeitraum (bis wann) dies verlässlich zu erledigen ist.

Maßnahmenplan	SMARTes Ziel: „In zwei Wochen trinkt Amira an der Brust der Mutter und wird voll gestillt." d560	
Wer ist verantwortlich?	**Was?**	**Bis wann?**
Pflegefachkraft	Beratungsgespräch mit der Mutter; schlägt Termin mit Laktationsberater*in vor	Folgetag
Mutter Laktationsberater*in	Beratungsgespräch mit Mutter	die nächsten 3 Tage
Mutter	Stillen	mehrmals täglich
Mutter Laktationsberater*in	erneutes Beratungsgespräch	alle 3 Tage

Maßnahmenplan	SMARTes Ziel: „In einer Woche haben Amira und ihre Mutter täglich mehrere Stunden Körperkontakt." d760	
Wer ist verantwortlich?	**Was?**	**Bis wann?**
Pflegefachkraft	leitet Eltern für Kontaktaufnahme zum Kind im Inkubator an	heute
Pflegefachkraft Eltern	Känguru-Methode: Erläuterung und Praktizieren (mit Anleitung und Betreuung)	Folgetag
Mutter	Känguruen	täglich 2- bis 3-mal
Vater	Känguruen; nach Absprache mit Mutter und Pflegekraft	

5.2 Fallbeispiel „Jasmin, 7 Jahre“

a) Fallbeschreibung

Nach immer wiederkehrenden und anhaltenden Beschwerden, Schmerzen und Fieber wurde bei Jasmin im Alter von 6 Jahren juvenile idiopathische Arthritis diagnostiziert. Nun ist Jasmin 7 Jahre alt, sie wohnt gemeinsam mit ihren Eltern, ihrer Schwester und dem Familienhund Rocco in einer kleinen Stadt. Ihre Eltern beschreiben sie seit dem frühen Kindesalter als ein sehr fröhliches Kind. Seit der Diagnosestellung hat sich das gesamte Familienleben verändert. Jasmin selbst hat immer wiederkehrende Schmerzen, sodass sie auf Medikamente angewiesen ist. Leider bringen die entzündungshemmenden Medikamente oft auch Nebenwirkungen (Bauchschmerzen, Unwohlsein) mit sich. Hinzu kommt eine Einschränkung der Bewegung und Mobilität (Gehen). Sie kann die Schule nicht regelmäßig besuchen und hat Schwierigkeiten beim Erwerb von Lesen und Rechnen. Trotz der Fehlzeiten ist sie aber gut in die Klassengemeinschaft integriert und hat Freunde. Sie geht einmal pro Woche zur Physiotherapeutin.

Jasmin leidet sehr unter ihrer Erkrankung, da sie sieht, wie andere Kinder in ihrem Alter körperlich viel belastbarer sind und an den unterschiedlichsten Aktivitäten teilnehmen. Ihre 5 Jahre ältere Schwester nimmt z. B. regelmäßig an Hundewettbewerben teil. Hierbei müssen gemeinsam mit dem Hund schnell Hindernisse überwunden werden. Auf Grund der Bewegungseinschränkung und schmerzhaften Schwellungen kann Jasmin leider nicht mittrainieren und fühlt sich ausgeschlossen. Besonders morgens nimmt sie die typische Morgensteifheit wahr. Dies erschwert ihr, freudig und mit Energie in den Tag zu starten. Die allgemeine Unzufriedenheit mit der Gesamtsituation veranlasst die Eltern, Jasmin zu einer Spezialklinik zu schicken, um ein allumfassendes Therapiekonzept zu erstellen. Hierbei erhoffen sie sich vor allem Beratung und Hilfe, wie sie ihre Tochter am besten unterstützen können, aber auch eine gute Beratung und Therapie für Jasmin selbst.

Die Pflegefachkraft führt routinemäßig das Aufnahme- und Anamnesegespräch durch. Hieraus werden die Unsicherheiten und Sorgen der Eltern besonders deutlich. Die Eltern fühlen sich nicht ausreichend geschult, wenn es um gewisse Maßnahmen geht (z. B. Kälte- und Wärmeanwendungen) oder wie sie frühzeitig beginnende Nebenwirkungen oder Unverträglichkeiten erkennen können. Jasmin äußert den Wunsch, sich einfach frei und schmerzlos bewegen zu können. Bei der morgendlichen Pflege fällt der Pflegefachkraft auf, dass die Patientin eine Schonhaltung einnimmt. Auf Nachfrage, ob Jasmin Schmerzen habe, bejaht diese die Frage. Die Pflegefachkraft erklärt den Eltern und der jungen Patientin, dass diese Schonhaltungen zu Fehlbelastungen führen und diese wiederum zu den Schmerzen. Für den nächsten Tag vereinbart die Pflegefachkraft einen gemeinsamen Termin mit einer Physiotherapeutin, an dem auch die Eltern teilnehmen. Diese zeigt mit Hilfe von spielerischen Bewegungsübungen, wie Einschränkungen erkannt und eingeschätzt werden können. Da die Morgensteifheit eine Belastung darstellt, schlägt die Pflegefachkraft vor, dass Jasmin ca. eine halbe Stunde eher aufsteht. So hat sie morgens ausreichend Zeit, sich auf den Tag vorzubereiten, z. B. zu frühstücken und sich für die Schule fertig zu machen. Beim Gehen muss Jasmin wegen der Gelenkbeschwerden immer wieder Pausen machen, auch das Tragen und Anheben von Gegenständen im Alltag ist oft eingeschränkt. Der feinmotorische Handgebrauch (z. B. beim Zähneputzen oder Waschen) ist beeinträchtigt. Des Weiteren ist der Pflegefachkraft die Sorge der Eltern im Kopf geblieben. Sie schlägt ein Gespräch mit dem behandelnden Rheumatologen vor. Dieser informiert die Familie über mögliche Komplikationen und schult die Eltern darin, wie erste Anzeichen (z. B. Komplikationen an anderen Organsystemen) erkannt werden können. Je mehr

Informationen die Eltern erhalten, desto sicherer fühlen sie sich. In der Klinik zeigt die kinderpsychologische Diagnostik, dass Jasmin eine gute allgemeine kognitive Funktion hat.

Auf der Station lernt Jasmin einen anderen Patienten kennen. Miko ist 10 Jahre alt und hat ebenfalls eine juvenile Arthritis. Die beiden verstehen sich auf Anhieb sehr gut. Jasmin ist glücklich darüber, einen Freund gefunden zu haben, der sie gut versteht. Die Eltern nehmen auch wahr, wie gut Jasmin der Umgang mit ebenfalls betroffenen Kindern tut. In der Klinik erhält die Familie Informationen zu Selbsthilfegruppen, denen sie sich bei Bedarf anschließen können. Nach stationärer Entlassung wird vereinbart, dass Jasmin regelmäßig in der ambulanten Sprechstunde vorstellig wird. Klinisch-stationär wird eine neue medikamentöse Therapie eingeleitet (zunächst überlappende Gabe der bisherigen Medikation mit der neuen Medikation). Mit dem Umstellen der Medikation soll Schmerzfreiheit, Abschwellen der Gelenke und Wiederherstellung der bewegungsbezogenen Funktionen erreicht werden, damit Jasmin im Alltag keine (oder möglichst wenige) Einschränkungen hat.

b) ICF-Strukturierung

Aus didaktischen Gründen sind alle Inhalte aus dem Text der Fallbeschreibung (a) komplett in die Übersicht mit der ICF-Strukturierung überführt worden (b). Das heißt: Alle Textinhalte, die in den Komponenten dargestellt werden können, sind hier zu sehen, ergänzt mit den möglichen Kodierungen aus der ICF.

ICF-Strukturierung

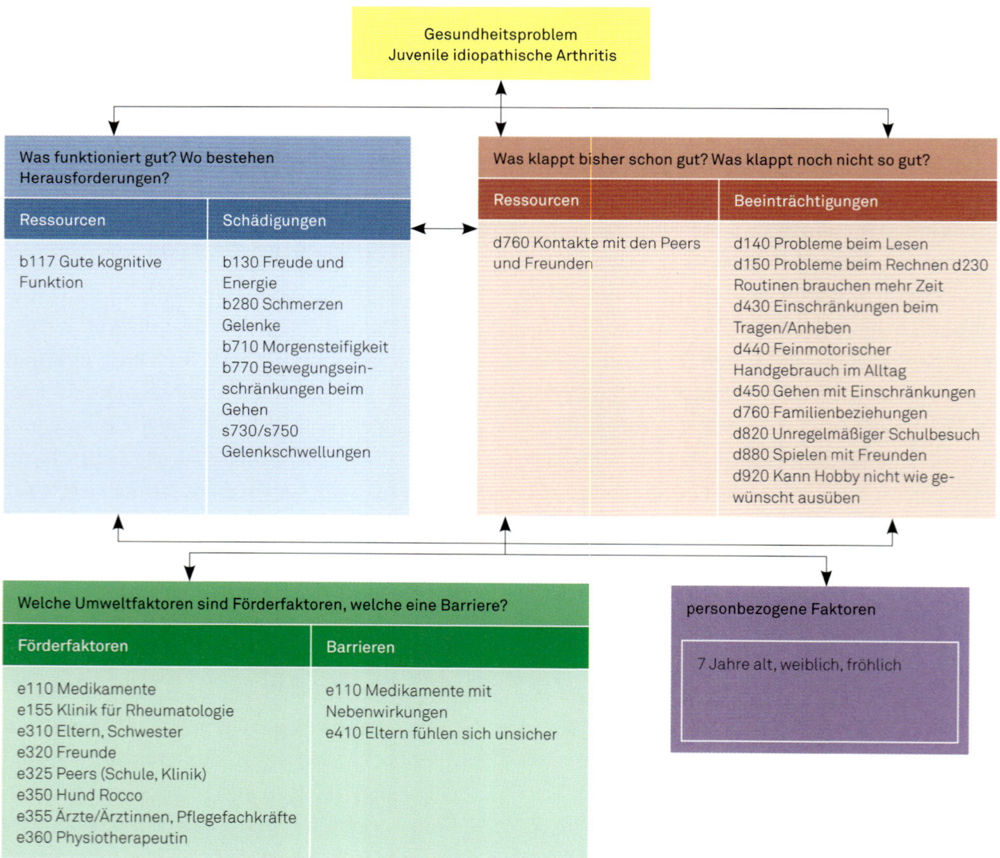

c) Netzwerkkarte

Mit der hier abgebildeten Vier-Felder-Netzwerkkarte werden die Personen, die mit der betroffenen Person aus dem Fallbeispiel Kontakt haben, mithilfe von vier Koordinatenfeldern als soziale Umweltfaktoren – aufgeteilt nach: 1) Familie, 2) professionelle Beziehungen, 3) Gemeinschaftsleben, 4) Freunde und Bekannte – erfasst. Dabei soll der Abstand zur betroffenen Person aus dem Fallbeispiel die unterschiedliche Nähe der Beziehung darstellen (wichtige, weniger wichtige Beziehung).

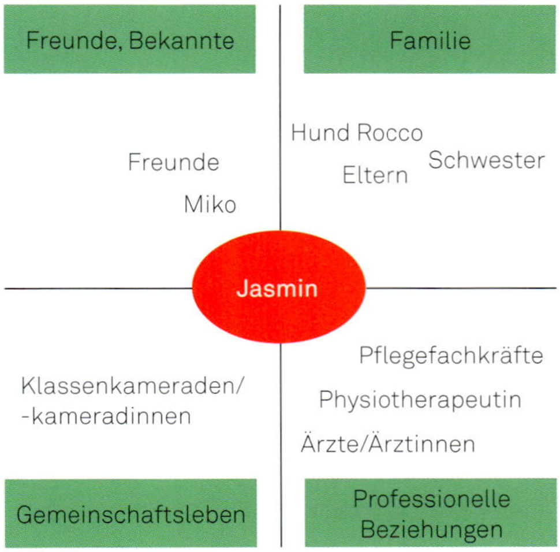

d) Personbezogene Betrachtung

Hier werden die Sichtweisen der betroffenen Person und ihrer Familie dargestellt. In den Sprechblasen sind beispielhaft wesentliche Einschätzungen und Wünsche aus der Patienten- und der Angehörigenperspektive zu lesen. Diese Inhalte werden in Abschnitt g bei der partizipativen Entscheidungsfindung und den Zielformulierungen wieder aufgenommen.

e) Interdisziplinäre Betrachtung

Hier werden die Sichtweisen der beteiligten Fachleute dargestellt. In den Sprechblasen sind beispielhaft wesentliche Einschätzungen aus deren Perspektive abgebildet. Diese Inhalte werden in Abschnitt g bei der partizipativen Entscheidungsfindung und den Zielformulierungen sowie in Abschnitt h bei den Maßnahmenplänen miteinbezogen.

Personbezogene Betrachtung

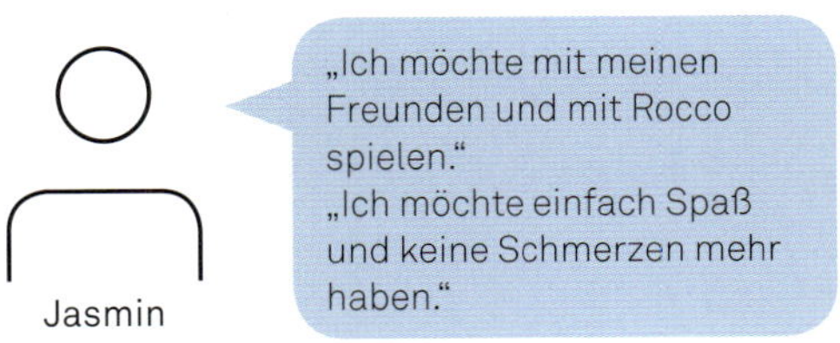

Interdisziplinäre Betrachtung

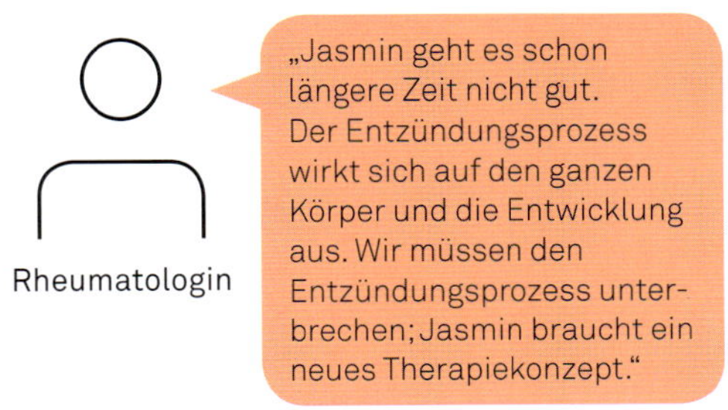

Personbezogene Betrachtung

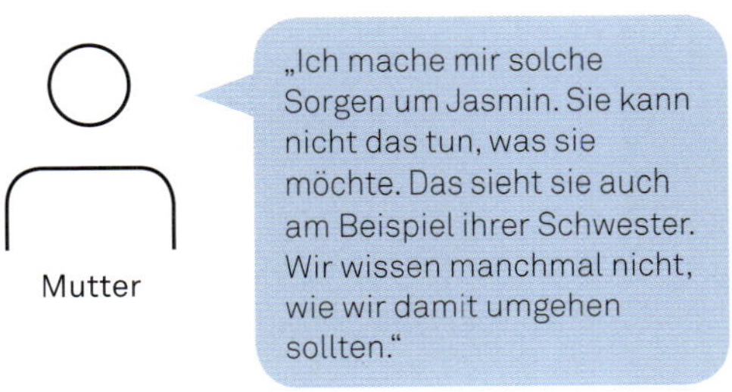

Interdisziplinäre Betrachtung

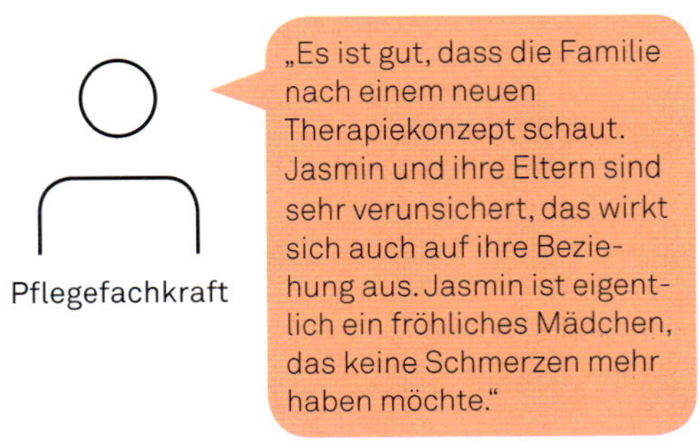

f) Wechselwirkungen am Beispiel der Kodes d430, d440, d450

An dieser Stelle sind *mögliche* Wechselwirkungen vorgestellt; weitere Wechselwirkungen könnten beschrieben werden. Aus Informationen über die Wechselwirkungen können Hypothesen abgeleitet werden, die Aussagen über Interventionsmaßnahmen erlauben und die im interdisziplinären Diskurs Berücksichtigung finden.

Wechselwirkungen zu d430 (Tragen und Anheben von Gegenständen), d440 (feinmotorischer Handgebrauch) und d450 (Gehen):

1. Wechselwirkungen mit Körperfunktionen:
   Die deutlichen Beeinträchtigungen der Körperfunktionen (Schmerz b280, Morgensteifigkeit b710, Bewegungseinschränkungen b770) wirken sich auf die Mobilität von Jasmin aus (d430, d450). Die (eingeschränkte) Mobilität (Tragen d430 oder Gehen d450) wirkt sich wiederum auf die bewegungsbezogenen Funktionen (b710, b770) und die Schmerzen aus.
2. Wechselwirkungen mit dem Kontext:
   Medikamente (Verträglichkeit, Wirksamkeit; e110) sowie die Unterstützung anderer Menschen (Eltern e310, e410; medizinisch-therapeutische Fachkräfte e355) können die Mobilität beeinflussen (d430, d450). Umgekehrt wirkt die Ausprägung der Mobilität (z. B. Tragen von Gegenständen d430 oder das Gehen d450) auf die (Anpassung der) Medikation sowie die Unterstützung und Einstellung anderer Menschen (z. B. Eltern oder Fachkräfte).
3. Wechselwirkungen mit anderen Lebensbereichen:
   Die Einschränkungen in der Mobilität (d430, d440, d450) wirken sich auf die täglichen Routinen bei Jasmin aus, sie braucht mehr Zeit (d230). Die Ausgestaltung der täglichen Routinen wirkt sich auf die Mobilität (z. B. beim Waschen oder Zähneputzen d440) aus.

Wechselwirkungen am Beispiel d430, d440, d450

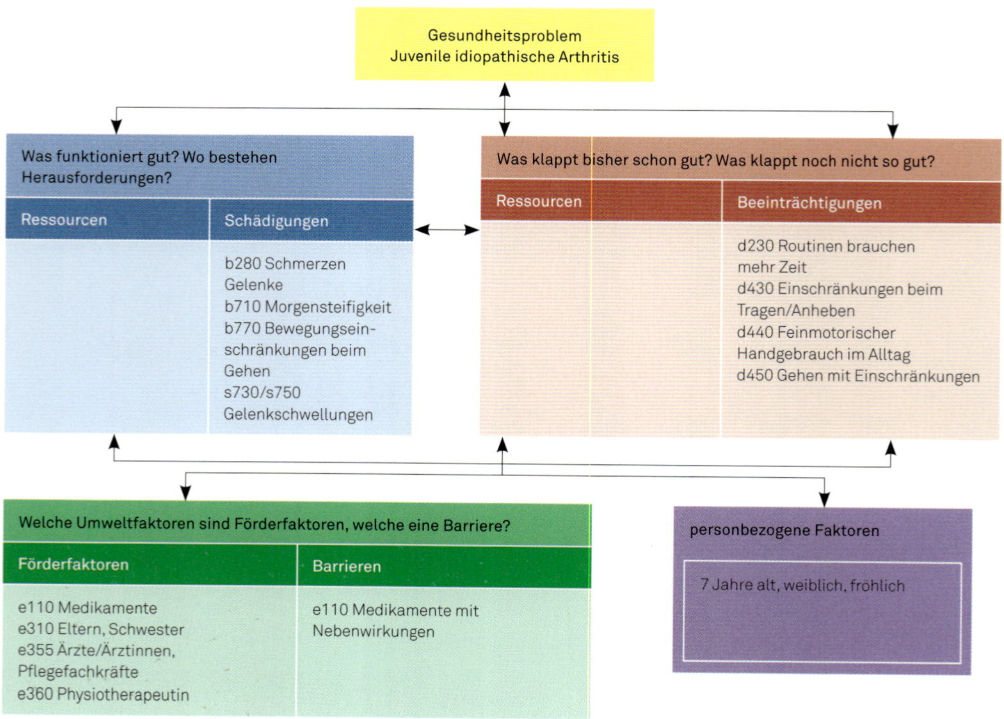

g) Partizipative Entscheidungsfindung: Zielformulierung

Die Tabelle zeigt, wie aus den Wünschen von Patient*innen und ihren Angehörigen (Sprechblasen in Abschnitt d) unter Berücksichtigung der Inhalte aus dem Fallbeispiel (Abschnitt a) sowie der fachlichen Einschätzungen in Abschnitt e (interdisziplinäre Betrachtung) smarte Ziele formuliert werden können.

Wunsch:	„Ich möchte mit meinen Freunden und mit Rocco spielen.“	„Ich möchte einfach Spaß und keine Schmerzen mehr haben.“
ICF-Codierung (Beschreibung):	b280 Schmerzen (Gelenke) d430/d440/d450 Einschränkungen in der Mobilität (Gegenstände anheben, Feinmotorik, Gehen) d880 Spielen mit Freunden d920 kann Hobby nicht wie gewünscht ausüben	b280Schmerzen (Gelenke) d430/d440/d450 Einschränkungen in der Mobilität (Gegenstände anheben, Feinmotorik, Gehen) d760 Familienbeziehung d820 unregelmäßiger Schulbesuch
(SMARTe) **Zielformulierung**:	„In 6 Monaten bewegt sich Jasmin ohne Schmerzen beim Spazierengehen mit Rocco.“ b280 d450	„Im kommenden Schuljahr besucht Jasmin regelmäßig und schmerzfrei die Schule, trifft dort täglich in der Woche ihre Freunde.“ b280 d760 d820

h) Maßnahmenpläne

Wie sollen die *smarten* Ziele im Pflege- und Praxisalltag umgesetzt werden? Hierzu werden einfache Maßnahmenpläne erstellt, mit deren Hilfe festgelegt wird, wer (welche Person oder Personen) für was (welche konkrete Aufgabe oder Aufgaben) verantwortlich ist und in welchem Zeitraum (bis wann) dies verlässlich zu erledigen ist.

Maßnahmenplan	SMARTes Ziel: „In sechs Monaten bewegt sich Jasmin ohne Schmerzen beim Spazierengehen mit Rocco.“ b280 d450	
Wer ist verantwortlich?	**Was?**	**Bis wann?**
Eltern	setzen Therapiekonzept ambulant um	nach Entlassung
Eltern Jasmin	Anwendung und Dokumentation Schmerzskala	nach Entlassung
Eltern	nehmen Kontakt zur Selbsthilfegruppe auf	in 2 bis 4 Wochen
Familie (Eltern und Jasmin)	Umstellung der Medikation nach Plan	nach Entlassung
Familie Physiotherapeutin	regelmäßige Physiotherapie	nach Entlassung
Familie	mit Besserung der Symptomatik Erweiterung der Mobilität („Spazierengehen mit Rocco“)	nach Verlauf
Familie (Jasmin, Eltern) Rheumatologe Physiotherapeutin	Reevaluation Therapiekonzept	6 Monate

Maßnahmenplan	SMARTes Ziel: „Im kommenden Schuljahr besucht Jasmin regelmäßig und schmerzfrei die Schule, trifft dort täglich in der Woche ihre Freunde." b280 d760 d820	
Wer ist verantwortlich?	**Was?**	**Bis wann?**
Eltern Jasmin	Umsetzung Therapiekonzept	kontinuierlich
Eltern	vereinbaren Runden Tisch mit Schule und Physiotherapeutin	in den nächsten 2 Monaten
Eltern, Jasmin Lehrer*innen Physiotherapeutin	Runder Tisch zum Thema Schule Beratung zu Hilfen Zielformulierungen	2 bis 6 Wochen nach Terminvereinbarung
Eltern Klassenlehrerin	Umsetzung der Zielformulierungen „Runder Tisch Schule"	kontinuierlich
Familie	nimmt regelmäßig ärztliche und therapeutische Termine wahr	kontinuierlich
Eltern, Jasmin Lehrer*innen Physiotherapeutin	Reevaluation	alle 6 Monate, ggf. vorzeitig

5.3 Fallbeispiel „Laura, 17 Jahre"

a) Fallbeschreibung

Die 17-jährige Laura wohnt in Hamburg und besucht dort das örtliche Gymnasium. Sie wohnt bei ihren Eltern gemeinsam mit ihrem 12-jährigen Bruder in einem kleinen Reihenhaus. Sie strebt das Abitur an und möchte danach gerne studieren. Ihr Traumberuf ist der einer Innenarchitektin. Aufgrund ihrer Diagnose Epilepsie (seit dem 8. Lebensjahr) und den auftretenden epileptischen Anfällen (Absencen und generalisierte Anfälle) musste Laura eine Klasse wiederholen, da sie zu häufig im Unterricht gefehlt hatte. Sie versucht, soweit es geht, ihre Erkrankung zu verdrängen und setzt ihren Fokus ambitioniert auf ihren Abschluss und ihre Zukunft. Allerdings treten bei Laura ungefähr 1- bis 2-mal im Monat generalisierte tonisch-klonische Anfälle auf. Sie ist medikamentös mit Lamotrigin eingestellt. Dadurch ist sie zwar nicht anfallsfrei, jedoch hat sich die Anzahl der Anfälle deutlich reduziert. Die Neurologin aus dem Epilepsiezentrum empfindet Laura als sehr kompetent und verständnisvoll. Laura erlebt in ihrem Alltag viele Einschränkungen. Das wird insbesondere aktuell dadurch deutlich, dass all ihre Freunde zurzeit den Führerschein machen. Dies ist Laura jedoch aktuell nicht möglich. Auch beim Sport oder Schwimmen ist Laura eingeschränkt, sie darf nicht allein in die Turnhalle oder in das Wasser. Mit den Klassenkameraden und -kameradinnen hat Laura eine gute Beziehung.

Laura hat das Gefühl, ständig kontrolliert und beobachtet zu werden und fühlt sich in ihrer Selbstständigkeit eingeschränkt. Aus ihrem Frust heraus verweigert Laura die Medikamenteneinnahme und trifft sich Freitagabend mit ihrer Freundesgruppe. Hier unterhält sie sich bis tief in die Nacht und konsumiert dabei auch Alkohol. Nach dieser durchzechten Nacht und stattgehabtem Schlafentzug hat Laura erneut einen generalisierten Krampfanfall, stürzt dabei mit dem Kopf auf den Boden und wird vom Rettungsdienst ins Krankenhaus gebracht. Vor Ort wird bei Laura neben einem auffälligen EEG ein Schädel-Hirn-Trauma diagnostiziert, sodass sie zur weiteren Beobachtung auf die neurologische Station gebracht wird. Die zuständige Pflegefachkraft stellt sich vor und erläutert das geplante Vorgehen. Auch auf Station verweigert Laura weiterhin die Medikamenteneinnahme. Sie berichtet, dass ihr von den Medikamenten übel werde, sie ständig müde sei und eine Konzentrationsschwäche wahrnehme. Dies schränke sie beim Lernen in der Schule deutlich ein und hindere sie daran, gute Leistungen in der Schule abzuliefern. Dies hindere sie, ihrem Traum des Studiums näherzukommen. In den letzten Wochen habe sie zu Hause (Aufräumen, Übernahme von Hausarbeiten) und in der Schule viele Routinen (Vor- und Nachbereiten der Schultage) nicht verlässlich ausführen können. Laura sagt deutlich und verärgert, dass sie die Medikamente nicht nehmen will, wenn diese nicht gut wirken und dadurch Nebenwirkungen bestehen.

Als ihre Eltern im Krankenhaus eintreffen, erzählt der Vater der zuständigen Pflegefachkraft, dass Laura schon mehrmals ihre Medikamente nicht oder nicht regelmäßig eingenommen habe. Sie leide sehr unter den Nebenwirkungen und schäme sich dafür, Medikamente einnehmen zu müssen. Die Pflegefachkraft und die behandelnde Ärztin beraten sich anschließend gemeinsam für ein mögliches weiteres Vorgehen. Um Laura in ihrer Autonomie zu bestärken, wird ihr angeboten, zunächst allein mit ihrer Ärztin zu sprechen. In dem Anamnesegespräch mit Lauras Eltern nimmt die Pflegefachkraft deutlich wahr, wie verängstigt die beiden sind. Die Mutter sagt, dass sie ein großes Bedürfnis habe, ihre Tochter zu kontrollieren, um sie beschützen zu können. Die Medikamenteneinnahme sei auch zu Hause ein großes Thema. Das Nachfragen und Kontrollieren, ob Laura die Medikamente eingenommen hat, löse aber bei Laura ein Gefühl der Bedürftigkeit aus. Dies alles bestärke Laura umso mehr, ihre chronische Erkrankung zu verdrängen und sich nicht weiter damit auseinanderzusetzen.

Nach dem Anamnesegespräch dokumentiert die Pflegefachkraft folgende Pflegeziele und Maßnahmen in der Patientenakte: 1. Kooperation bei der Medikamenteneinnahme, 2. Minderung des Anfallsrisikos durch eine adäquate Lebensweise, 3. Förderung der Autonomie, Verantwortung und soziale Integration. Laura vertraut sich der Pflegefachkraft an und erzählt ihr, wie groß der Wunsch nach Selbstständigkeit und Freiheit ist. Dies nimmt die Pflegefachkraft zum Anlass, Laura darin zu bestärken, sich mit ihrer Epilepsie auseinanderzusetzen und Verantwortung zu übernehmen. Sie ist bereit dazu, eine neue Medikation auszuprobieren. Mit der Pflegefachkraft überlegt sich Laura ein Ritual für die Einnahme. Ihre Eltern vertrauen ihrer Tochter und überlassen ihr die Verantwortung. Laura will sich im Epilepsiezentrum vorstellen und nach weiteren medikamentösen Möglichkeiten fragen; sie wünscht eine Umstellung auf ein anderes Medikament, das möglichst Anfallsfreiheit bringt und dabei keine oder tolerable Nebenwirkungen hat.

b) ICF-Strukturierung

Aus didaktischen Gründen sind alle Inhalte aus dem Text der Fallbeschreibung (a) komplett in die Übersicht mit der ICF-Strukturierung überführt worden (b). Das heißt: Alle Textinhalte, die in den Komponenten dargestellt werden können, sind hier zu sehen, ergänzt mit den möglichen Kodierungen aus der ICF.

ICF-Strukturierung

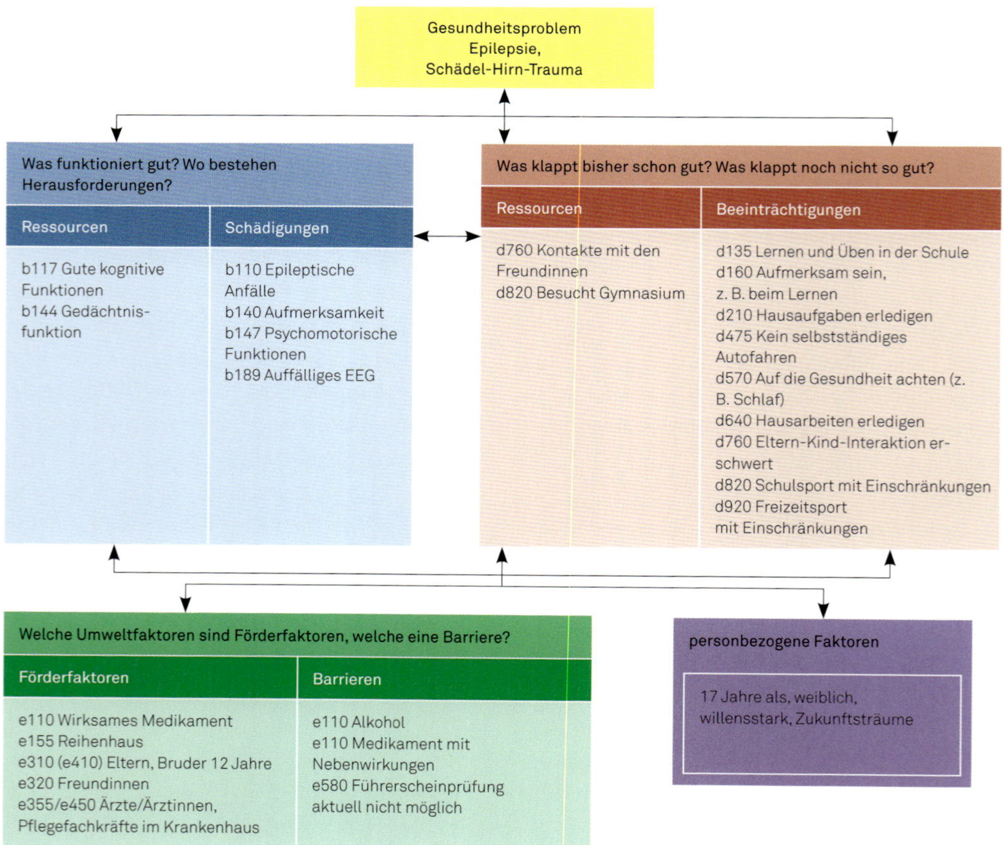

c) Netzwerkkarte

Mit der hier abgebildeten Vier-Felder-Netzwerkkarte werden die Personen, die mit der betroffenen Person aus dem Fallbeispiel Kontakt haben, mithilfe von vier Koordinatenfeldern als soziale Umweltfaktoren – aufgeteilt nach: 1) Familie, 2) professionelle Beziehungen, 3) Gemeinschaftsleben, 4) Freunde und Bekannte – erfasst. Dabei soll der Abstand zur betroffenen Person aus dem Fallbeispiel die unterschiedliche Nähe der Beziehung darstellen (wichtige, weniger wichtige Beziehung).

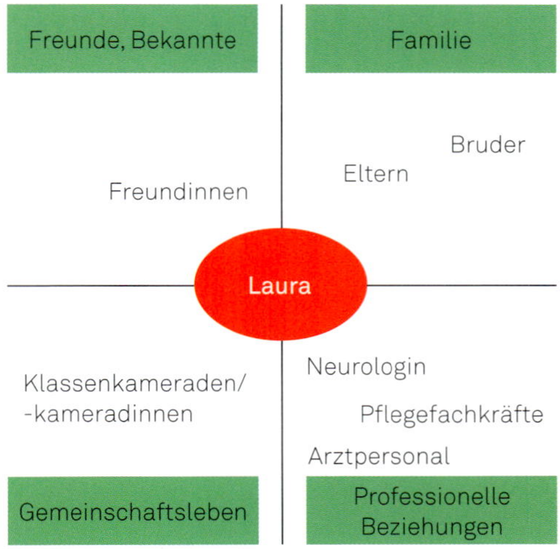

d) Personbezogene Betrachtung

Hier werden die Sichtweisen der betroffenen Person und ihrer Familie dargestellt. In den Sprechblasen sind beispielhaft wesentliche Einschätzungen und Wünsche aus der Patienten- und der Angehörigenperspektive zu lesen. Diese Inhalte werden in Abschnitt g bei der partizipativen Entscheidungsfindung und den Zielformulierungen wieder aufgenommen.

Personbezogene Betrachtung

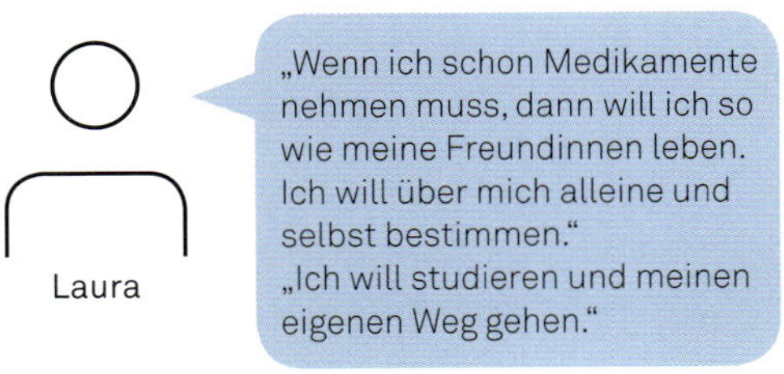

Personbezogene Betrachtung

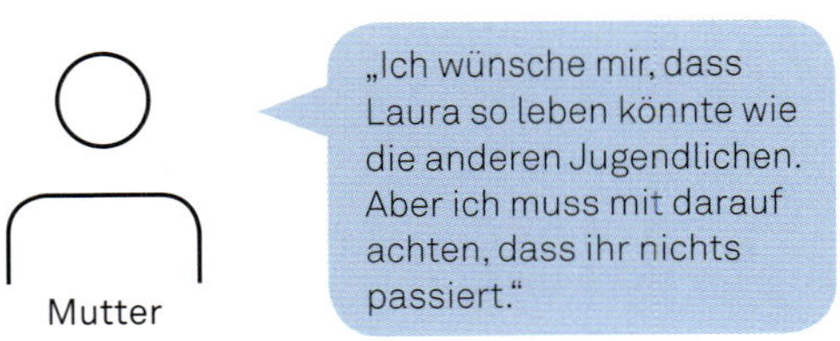

e) Interdisziplinäre Betrachtung

Hier werden die Sichtweisen der beteiligten Fachleute dargestellt. In den Sprechblasen sind beispielhaft wesentliche Einschätzungen aus deren Perspektive abgebildet. Diese Inhalte werden in Abschnitt g bei der partizipativen Entscheidungsfindung und den Zielformulierungen sowie in Abschnitt h bei den Maßnahmenplänen miteinbezogen.

Interdisziplinäre Betrachtung

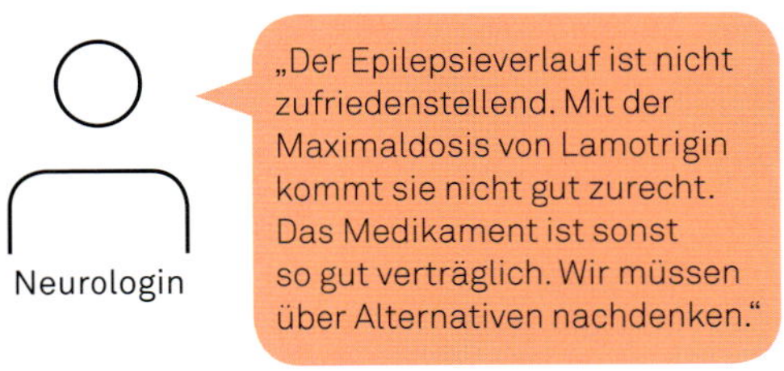

Interdisziplinäre Betrachtung

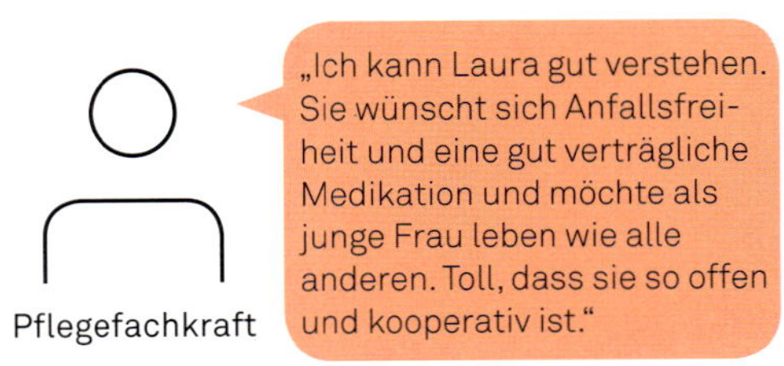

f) Wechselwirkungen am Beispiel des Kodes d570

An dieser Stelle sind *mögliche* Wechselwirkungen vorgestellt; weitere Wechselwirkungen könnten beschrieben werden. Aus Informationen über die Wechselwirkungen können Hypothesen abgeleitet werden, die Aussagen über Interventionsmaßnahmen erlauben und die im interdisziplinären Diskurs Berücksichtigung finden.

Wechselwirkungen zu d570 (Auf seine Gesundheit achten):

1. Wechselwirkungen mit Körperfunktionen:
   Das Fortbestehen von epileptischen Anfällen mit Bewusstseinsstörungen (b110) kann das individuelle Gesundheitsverhalten von Laura (d570) beeinflussen. Wenn Laura auf ihre Gesundheit achtet (Medikation, Schlaf, Alkohol), wirkt dies auf die Gehirnfunktion (reduziert Anfallswahrscheinlichkeit mit Bewusstseinsverlusten).
2. Wechselwirkungen mit dem Kontext:
   Das Medikament (Verträglichkeit, Wirksamkeit) und Alkohol können das Gesundheitsverhalten (d570) beeinflussen. Umgekehrt wirkt das Gesundheitsverhalten auf die (Wahl der) Medikation (e110) oder die (Nicht-)Einnahme von Alkohol (e110).
3. Wechselwirkungen mit anderen Lebensbereichen:
   Das Gesundheitsverhalten (d570) kann sich auf die Mobilität auswirken. Ein beeinträchtigtes Gesundheitsverhalten hat eine höhere Wahrscheinlichkeit für einen schlechten Krankheitsverlauf (hier: viele epileptische Anfälle), als Folge kann der Führerschein (zunächst) nicht erworben werden. Umgekehrt kann (der Wunsch für) das eigenständige Führen eines Fahrzeuges (d475) sich auf das Gesundheitsverhalten auswirken.

Wechselwirkungen am Beispiel d570

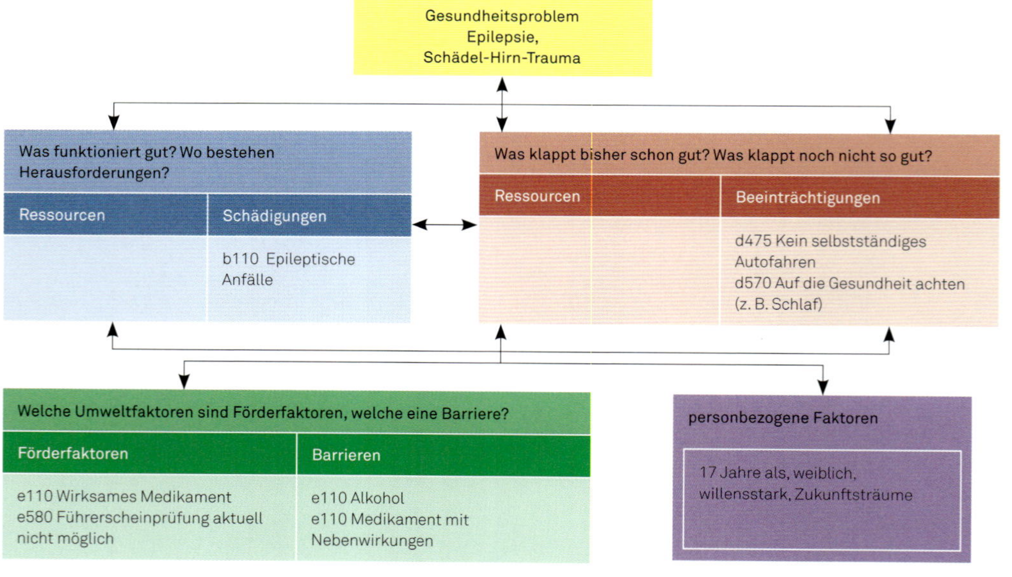

g) Partizipative Entscheidungsfindung: Zielformulierung

Die Tabelle zeigt, wie aus den Wünschen von Patient*innen und ihren Angehörigen (Sprechblasen in Abschnitt d) unter Berücksichtigung der Inhalte aus dem Fallbeispiel (Abschnitt a) sowie der fachlichen Einschätzungen in Abschnitt e (interdisziplinäre Betrachtung) smarte Ziele formuliert werden können.

Wunsch:	„Wenn ich schon Medikamente nehmen muss, dann will ich so wie meine Freundinnen leben. Ich will über mich alleine und selbst bestimmen.“	„Ich will studieren und meinen Weg nehmen“.
ICF-Codierung (Beschreibung):	d475 Selbstständig Auto fahren d570 Auf die eigene Gesundheit achten	c820 Erfolgreicher Schulbesuch mit Erlangen der Hochschulreife
(SMARTe) **Zielformulierung**:	„In zwei Jahren bin ich anfallsfrei und melde mich zum Führerschein an.“ d475 d570	„Übernächstes Jahr habe ich den gewünschten Abschluss mit Hochschulreife in der Tasche.“ d820

h) Maßnahmenpläne

Wie sollen die *smarten* Ziele im Pflege- und Praxisalltag umgesetzt werden? Hierzu werden einfache Maßnahmenpläne erstellt, mit deren Hilfe festgelegt wird, wer (welche Person oder Personen) für was (welche konkrete Aufgabe oder Aufgaben) verantwortlich ist und in welchem Zeitraum (bis wann) dies verlässlich zu erledigen ist.

Maßnahmenplan	SMARTes Ziel: „In zwei Jahren bin ich anfallsfrei und melde mich zum Führerschein an.“ d475 d570	
Wer ist verantwortlich?	**Was?**	**Bis wann?**
Laura	Wiedervorstellung bei Neurologin im Epilepsiezentrum	die nächsten 4 Wochen
Laura Neurologin	Beratung zu medikamentöser Umstellung	die nächsten 8 Wochen
Laura	gesunde Lebensführung als eigene Entscheidung	regelmäßig
Laura	regelmäßige Einnahme der Medikation	täglich
Neurologin	Verlaufskontrollen	alle 3–6 Monate
Laura Neurologin	bei Anfallsfreiheit: Anmeldung zum Führerschein	in 2 Jahren

Maßnahmenplan	SMARTes Ziel: „Übernächstes Jahr habe ich den gewünschten Abschluss mit Hochschulreife in der Tasche." d820	
Wer ist verantwortlich?	**Was?**	**Bis wann?**
Laura	vereinbart Termin mit Jahrgangsstufenleiterin	die nächsten 4 Wochen
Laura Jahrgangsstufenleiterin	Beratungstermin nach Wiedervorstellung bei Neurologin: Absprache zu möglichem Unterstützungskonzept	die nächsten 4–8 Wochen
Laura	kontinuierliches Festlegen von Lernzielen, Evaluation	alle 3–4 Monate
Laura	Abiturprüfung erfolgreich	Sommer übernächstes Jahr

5.4 Fallbeispiel „Frau Klein, 48 Jahre“

a) Fallbeschreibung

Frau Klein (48) lebt in einer angemieteten Einzimmerwohnung in einem Stadtteil von Köln an einer vielbefahrenen Hauptstraße. Die Wohnung hat sie sich nach ihren Vorstellungen eingerichtet; ihren Tagesablauf strukturiert sie weitgehend selbstständig. Sie hat eine positive Lebenseinstellung und wird von anderen als fröhliche Person geschildert. Die Freizeit verbringt sie gerne mit ihrer Freundin Petra (Arbeitskollegin). Frau Klein hat eine angeborene kognitive Einschränkung (Intelligenzquotient von 65) mit Beeinträchtigungen beim Lernen (Lesen, Rechnen) und Denken. Selbstständig Probleme lösen fällt ihr oft schwer. Sie ist seit einigen Jahren an einem Diabetes mellitus (Typ II) erkrankt. Herr Konrad ist ihr gesetzlicher Betreuer, er ist zuständige Ansprechperson und Koordinator für alle Belange des täglichen Lebens und kümmert sich auch um die finanziellen (wirtschaftlichen) Angelegenheiten von Frau Klein. Die Eltern von Frau Klein sind vor einigen Jahren verstorben, sie hat noch einen Bruder, der in München (400 km entfernt) lebt. Mit ihm telefoniert sie alle zwei Wochen am Wochenende. Wenn es möglich ist, besucht er seine Schwester drei- bis viermal im Jahr.

Frau Klein arbeitet in der Werkstatt für Menschen mit Behinderungen im Versand. Mit der Straßenbahn fährt sie täglich zu festen Zeiten zur Arbeit. Die Straßenbahnhaltestelle ist nur 100 m von ihrer Wohnung entfernt. Sie arbeitet gern und ist kontaktfreudig. Nach der Arbeit geht sie häufiger in den auf dem Weg liegenden Supermarkt, um sich Süßigkeiten und Limonade einzukaufen. Anschließend macht sie es sich mit den erworbenen Leckereien vor dem Fernseher gemütlich. Aktuell freut sie sich schon auf die zwei geplanten Tagesausflüge und die gemeinsamen Sommerferien mit einer Gruppe der Einrichtung. In diesem Jahr fahren sie zwei Wochen an die Ostsee; das Meer und den Strand mag sie sehr. Der Diabetes wurde von ihrem Diabetologen über lange Zeit mit oraler Medikation (Metformin) eingestellt; die diätetische Behandlung war nicht ausreichend erfolgreich. Nieren- und Sehfunktion sind unbeeinträchtigt.

Frau Klein hat die Medikation morgens und abends bislang selbstständig eingenommen, meistens regelmäßig. Herr Konrad nimmt die Wiedervorstellungstermine gemeinsam mit Frau Klein beim Diabetologen regelmäßig wahr. In den letzten Monaten kam es zu einer stetigen Gewichtszunahme; sie war körperlich zuletzt weniger aktiv (Bewegungsmangel), und ihr Langzeitblutzuckerwert (HbA1c) war deutlich erhöht. Eine Ernährungsberaterin hat Frau Klein schon mehrfach in anschaulicher Weise in gesunder Ernährung geschult, sie angeleitet, ihre Essensgewohnheiten zu verändern und anders einzukaufen. Auch über Spaziergänge und mehr Bewegung allgemein wurde beraten. Die Umsetzung der Empfehlungen gelang bislang nicht. Dr. Winter, der Diabetologe, hat aufgrund des Verlaufes den Beginn einer Insulintherapie empfohlen, die in Kombination weiter mit Metformin (orale Einnahme) erfolgen soll. Es ist angedacht, dass ein Pflegedienst Frau Klein in ihrer Häuslichkeit unterstützen und dabei auch die orale Gabe der Medikamente übernehmen soll. Eine zweimalige bedarfsorientierte Insulingabe (Injektion nach Blutzuckerwert und Schema) soll täglich erfolgen. Frau Klein fühlt sich damit überfordert, die Veränderungen machen ihr Angst. Herr Konrad nimmt Kontakt mit einem nahegelegenen Pflegedienst auf und beauftragt diesen mit der Verordnung. Er bespricht die Ängste und die Unsicherheit mit der Pflegedienstleitung, Frau Loss. Die beiden vereinbaren ein gemeinsames Treffen zusammen mit Frau Klein am nächsten Nachmittag bei ihr zu Hause. Nach dem ersten Kennenlernen zeigt sich Frau Klein offen für die neue Behandlung; sie findet Frau Loss auf Anhieb sympathisch. In häuslicher Atmosphäre erklärt Frau Loss ihr ruhig den Ablauf der kommenden Einsätze des Pflegepersonals. Frau

Kleins Arbeitszeiten finden dabei Berücksichtigung, ebenso ihre Gewohnheiten sowie ihre Wünsche. Sie einigen sich auf feste Einsatzzeiten morgens und abends, sodass Frau Klein ihren gewohnten Tagesablauf beibehalten kann.

Drei Wochen nach Beginn der Einsätze durch den Pflegedienst haben sich die Blutzuckerwerte unter der zweimalig täglichen Insulingabe und der Verabreichung des Metformins deutlich verbessert. Dr. Winter ist mit den Blutzuckerwerten und der Akzeptanz von Frau Klein, sich von einem Pflegedienst unterstützen zu lassen, sehr zufrieden. Frau Loss kontaktiert Herrn Konrad und schlägt eine Erweiterung der Einsätze bei Frau Klein sowie einen Runden Tisch vor. Dabei soll auch über die Möglichkeiten einer stationären Rehabilitationsmaßnahme sowie eines ambulant betreuten Wohnens (ABW) gesprochen werden. Frau Loss berichtet, dass es vielleicht möglich sei, Frau Klein im Rahmen einer Maßnahme des ABW weiter anzuleiten im Rahmen der (ergänzenden) Eingliederungshilfe. Dabei soll auch beraten werden, welche Möglichkeiten eine Eingliederungshilfe (hier ABW) bieten könnte (z. B. beim Einkaufen von gesunden Lebensmitteln, Kochen) und welche Inhalte vom Pflegedienst geleistet werden können.

b) ICF-Strukturierung

Aus didaktischen Gründen sind alle Inhalte aus dem Text der Fallbeschreibung (a) komplett in die Übersicht mit der ICF-Strukturierung überführt worden (b). Das heißt: Alle Textinhalte, die in den Komponenten dargestellt werden können, sind hier zu sehen, ergänzt mit den möglichen Kodierungen aus der ICF.

ICF-Strukturierung

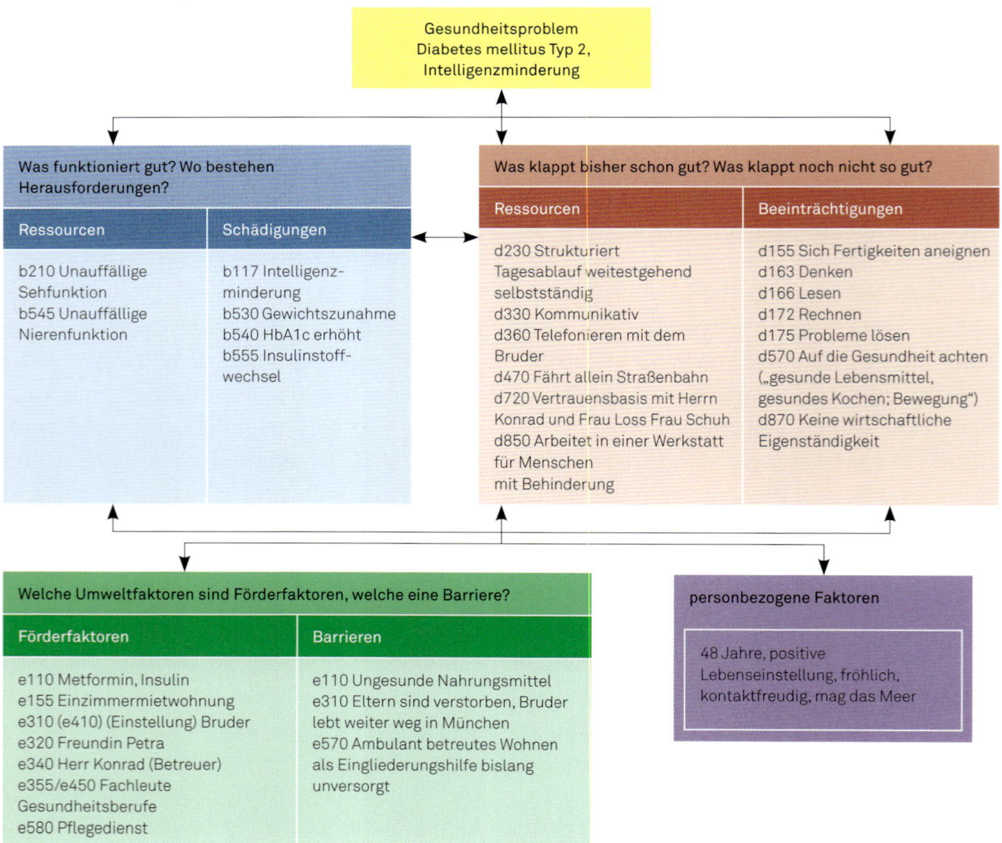

c) Netzwerkkarte
Mit der hier abgebildeten Vier-Felder-Netzwerkkarte werden die Personen, die mit der betroffenen Person aus dem Fallbeispiel Kontakt haben, mithilfe von vier Koordinatenfeldern als soziale Umweltfaktoren – aufgeteilt nach: 1) Familie, 2) professionelle Beziehungen, 3) Gemeinschaftsleben, 4) Freunde und Bekannte – erfasst. Dabei soll der Abstand zur betroffenen Person aus dem Fallbeispiel die unterschiedliche Nähe der Beziehung darstellen (wichtige, weniger wichtige Beziehung).

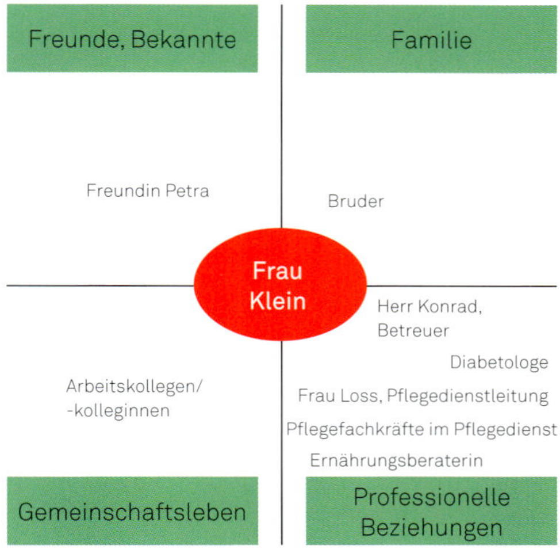

d) Personbezogene Betrachtung
Hier werden die Sichtweisen der betroffenen Person und ihrer Familie dargestellt. In den Sprechblasen sind beispielhaft wesentliche Einschätzungen und Wünsche aus der Patienten- und der Angehörigenperspektive zu lesen. Diese Inhalte werden in Abschnitt g bei der partizipativen Entscheidungsfindung und den Zielformulierungen wieder aufgenommen.

e) Interdisziplinäre Betrachtung
Hier werden die Sichtweisen der beteiligten Fachleute dargestellt. In den Sprechblasen sind beispielhaft wesentliche Einschätzungen aus deren Perspektive abgebildet. Diese Inhalte werden in Abschnitt g bei der partizipativen Entscheidungsfindung und den Zielformulierungen sowie in Abschnitt h bei den Maßnahmenplänen miteinbezogen.

Personbezogene Betrachtung

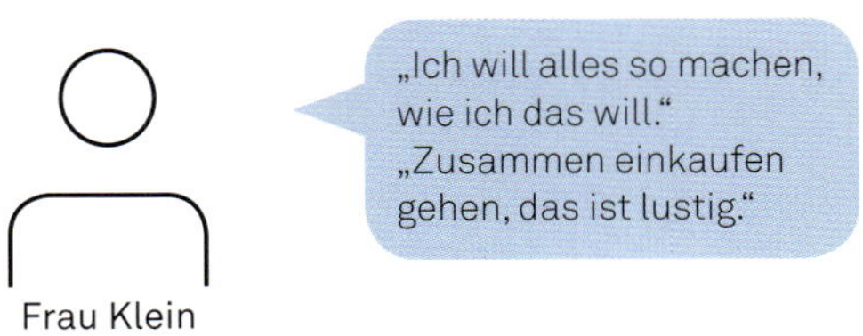

Interdisziplinäre Betrachtung

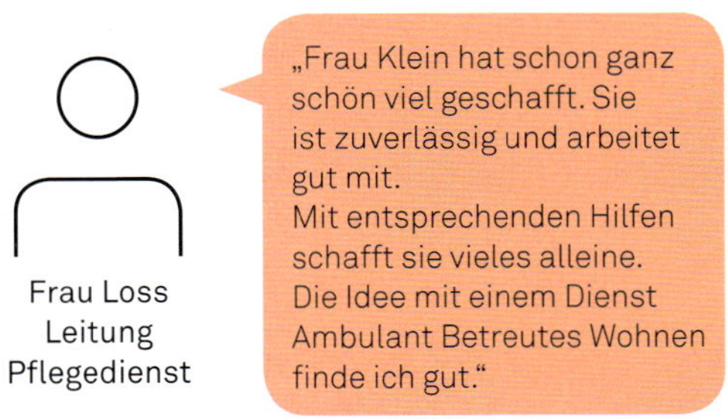

Personbezogene Betrachtung

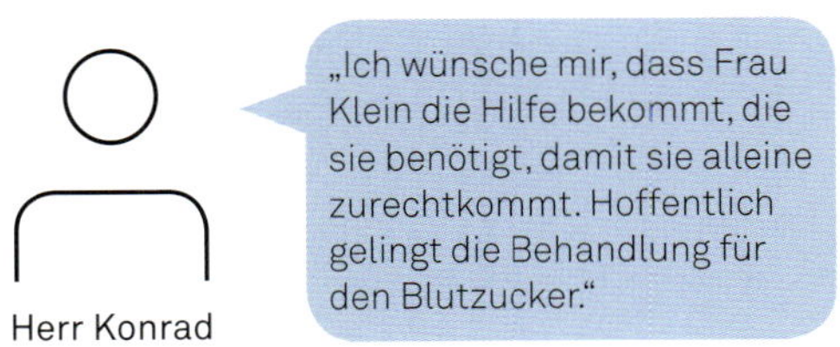

Interdisziplinäre Betrachtung

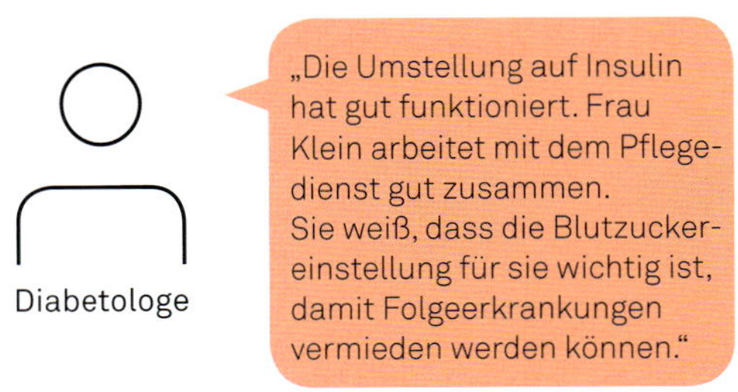

f) Wechselwirkungen am Beispiel des Kodes d570

An dieser Stelle sind *mögliche* Wechselwirkungen vorgestellt; weitere Wechselwirkungen könnten beschrieben werden. Aus Informationen über die Wechselwirkungen können Hypothesen abgeleitet werden, die Aussagen über Interventionsmaßnahmen erlauben und die im interdisziplinären Diskurs Berücksichtigung finden.

Wechselwirkungen zu d570 (Auf die Gesundheit achten):

1. Wechselwirkungen mit Körperfunktionen: Die Einschränkung der kognitiven Funktionen (b117) kann sich nachteilig auf das Gesundheitsverhalten von Frau Klein auswirken. Umgekehrt lässt sich beschreiben, dass „auf die Gesundheit achten" (d570) auf die kognitiven Funktionen wirken kann.
2. Wechselwirkungen mit dem Kontext: Fachkräfte und deren Einstellungen (e355/e450) können Frau Klein helfen, besser auf ihre Gesundheit zu achten (d570). In Abhängigkeit vom Gesundheitsverhalten von Frau Klein (Bewegung, Auswahl von Nahrungsmitteln und Ernährung) kann die Beratung und Unterstützung (Fachkräfte) angepasst werden.
3. Wechselwirkungen mit anderen Lebensbereichen: Das Gesundheitsverhalten wird durch die Beeinträchtigungen beim Denken (d163) beeinflusst; das Denken bei Frau Klein kann durch (verändertes) Gesundheitsverhalten (d570) beeinflusst werden.

Wechselwirkungen am Beispiel d570

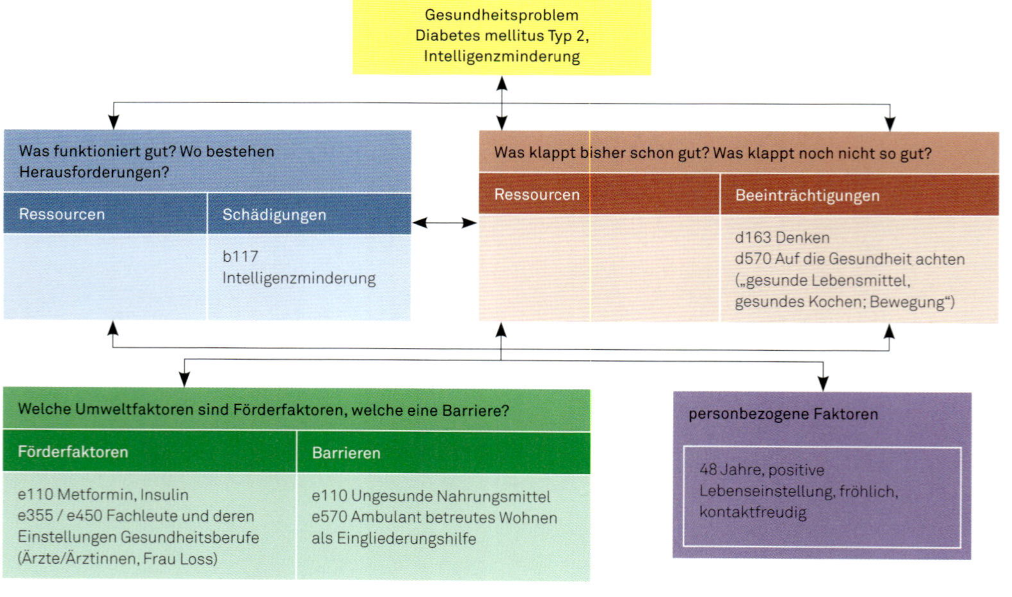

g) Partizipative Entscheidungsfindung: Zielformulierung

Die Tabelle zeigt, wie aus den Wünschen von Patient*innen und ihren Angehörigen (Sprechblasen in Abschnitt d) unter Berücksichtigung der Inhalte aus dem Fallbeispiel (Abschnitt a) sowie der fachlichen Einschätzungen in Abschnitt e (interdisziplinäre Betrachtung) smarte Ziele formuliert werden können.

Wunsch:	„Ich will alles so machen, wie ich das will.“ „Ich wünsche mir, dass Frau Klein die Hilfe bekommt, die sie benötigt, damit sie allein zurechtkommt.“	„Zusammen einkaufen gehen, das ist lustig.“ „Hoffentlich gelingt die Behandlung für den Blutzucker.“
ICF-Codierung (Beschreibung):	d155 Fertigkeiten aneignen d570 Auf die Gesundheit achten	d175 Probleme lösen d570 Auf die Gesundheit achten
(SMARTe) **Zielformulierung**:	„In sechs Monaten koche ich jedes Wochenende ein gesundes Mittagessen mit Zutaten, die mir gut schmecken.“ d155 d570	„Ich gehe jede Woche zu Fuß zweimal mit Petra gesunde Sachen einkaufen.“ d570

h) Maßnahmenpläne

Wie sollen die *smarten* Ziele im Pflege- und Praxisalltag umgesetzt werden? Hierzu werden einfache Maßnahmenpläne erstellt, mit deren Hilfe festgelegt wird, wer (welche Person oder Personen) für was (welche konkrete Aufgabe oder Aufgaben) verantwortlich ist und in welchem Zeitraum (bis wann) dies verlässlich zu erledigen ist.

Maßnahmenplan	SMARTes Ziel: „In sechs Monaten koche ich jedes Wochenende ein gesundes Mittagessen mit Zutaten, die mir gut schmecken.“ d155 d570	
Wer ist verantwortlich?	**Was?**	**Bis wann?**
Frau Klein Herr Konrad	stellen Antrag für ambulant betreutes Wohnen (ABW)	die nächsten 4 Wochen
Herr Konrad	Nachfragen beim Amt für Eingliederungshilfe	2–4 Wochen später
Frau Klein Herr Konrad	1. Treffen mit Sozialarbeiterin (wenn ABW genehmigt wurde)	nach Zusage ABW
Frau Klein Sozialarbeiterin	gemeinsames Ausarbeiten einer Einkaufsliste mit gesunden und leckeren Nahrungsmitteln	nach weiteren 4–8 Wochen
Sozialarbeiterin	Anleitung für gesundes Kochen	nach weiteren 4–8 Wochen

Maßnahmenplan	SMARTes Ziel: „Ich gehe jede Woche zu Fuß zweimal mit Petra gesunde Sachen einkaufen." d570	
Wer ist verantwortlich?	**Was?**	**Bis wann?**
Frau Klein Herr Konrad	Erstellen eines Wochenplans, in dem das Einkaufen mit der Freundin Petra organisiert wird	in 2–4 Wochen
Frau Klein	Einkaufen mit Petra nach Wochenplan zu Fuß (Bewegung)	jede Woche 2-mal
Herr Konrad Sozialarbeiterin	Inhalte aus ABW (gesunde Ernährung, gesundes Kochen) werden miteinbezogen	nach Beginn der Maßnahme ABW (wenn diese genehmigt wird)
Frau Klein Herr Konrad	Evaluation ggf. mit Anpassung Wochenplan	nach 3–4 Monaten

5.5 Fallbeispiel „Frau Meise, 57 Jahre“

a) Fallbeschreibung

Frau Meise ist seit mehr als einem halben Jahr arbeitsunfähig. Da sie auch alltägliche Dinge kaum verrichten kann und trotz Medikation nicht schmerzfrei ist, leiden sie und ihr Ehemann sehr unter der Situation. Eigentlich ist Frau Meise eine sehr optimistische Person und voller Taten- und Bewegungsdrang, den Tagesablauf gestaltet sie mit zahlreichen Aktivitäten. So wanderte sie mit ihrem Mann oder ihrer Freundin fast täglich durch den Wald. Sie hat keine Kinder, liebt die Natur, ihren Garten, geht gerne mit Freunden ins Theater. Im Verlauf konnte sie jedoch nur noch kurze Wege gehen, sitzen war kaum noch möglich, nur im Liegen und mit Wärme fand sie Entspannung. Mit der Schmerzmedikation wurde sie zunächst nach WHO-Schema II eingestellt. Im vergangenen Jahr hatten ihr zunächst immer wiederkehrende Rückenschmerzen den Alltag und ihre Tätigkeit als Pflegefachkraft erschwert. Wegen Personalmangels und aufgrund ihres Pflichtbewusstseins ignorierte die 57-Jährige die stetig zunehmenden Schmerzen im LWS-Bereich und arbeitete weiter. Sie ließ sich osteopathisch behandeln, nahm Medikamente gegen die Schmerzen, legte sich Wärmegürtel an und ging ihrem Alltag weiter nach. Versuche ihrer Familie, die Beschwerden ärztlich abklären zu lassen, ignorierte sie zunächst. Erst als die Stiche und das Ausstrahlen in das Bein zunahmen, ging sie zum Orthopäden. Eine Magnetresonanztomographie (MRT) zeigte, dass Frau Meise einen Bandscheibenvorfall L5/S1 hatte. Zwei Wochen nach der Diagnose stellten sich plötzlich Taubheitsgefühle im rechten Fuß und in der Wade ein; sie wurde arbeitsunfähig geschrieben. Frau Meise stellte sich bei einem Neurochirurgen vor und stimmte einer periradikulären Therapie über drei Wochen zu. Trotz der Injektionen wurden die Schmerzen unerträglich und die Gangstörungen nahmen weiter zu. Frau Meise wurde ins Krankenhaus eingewiesen und erhielt therapeutisch eine Nukleotomie sowie eine Sequestrektomie.

Als Frau Meise auch nach der OP weiterhin Beschwerden hat, bekommt sie nochmals eine MRT verordnet. Ein erneuter Bandscheibenvorfall wurde zwar nicht diagnostiziert, der Neurochirurg verordnete aber eine Cortisontherapie für 5 Tage. Frau Meise begann danach ihre Anschlussheilbehandlung an der Ostsee. Sie fühlte sich dort gut versorgt, war optimistisch, die Anwendungen waren auf ihr Krankheitsbild abgestimmt. Die Schmerzen begleiteten sie aber weiterhin. Sie vertrug keine Kraftübungen am Gerät und konnte sich beim Muskelaufbau nur mäßig steigern. Ihre Physiotherapeutin passte die Übungen entsprechend an. Nach der Reha trainierte Frau Meise zu Hause konsequent weiter, nahm am IRENA-Reha-Programm teil und ging zweimal wöchentlich zur Physiotherapie. Dennoch stellte sich keine signifikante Verbesserung ein. Mehrfach stellte sie sich bei ihrem Neurochirurgen vor, die Schmerzmittel wurden weiter gesteigert.

Frau Meise sieht mit diesem Zustand keine Perspektive, ihre Lebensqualität ist stark eingeschränkt. Statt der erhofften Besserung hat sich ihr Allgemeinzustand weiter verschlechtert. Sie stellt sich auf Anraten ihrer Hausärztin für eine Zweitmeinung in einer neurochirurgischen Ambulanz vor. Ein weiteres MRT wird erstellt mit Befund: Spondylolisthesis, Osteochondrose, Spondylarthrosen, interspinöses Ödem. Im beratenden Gespräch mit dem Arzt stimmt sie einer weiteren CT-gesteuerten PRT-Behandlung zu. Leider ist auch diese Behandlung erfolglos – die Schmerzen werden immer schlimmer, und so wird die Schmerzmedikation auf WHO-Schema III erhöht. Dies bessert die Schmerzen etwas, allerdings hat sie unter der Medikation Konzentrationsstörungen und ist oft am Tage müde; an vielen Tagen hat sie jetzt einen deutlich reduzierten Antrieb. Ihre guten kognitiven Funktionen sind nicht beeinträchtigt. Sie hat eine gute Seh- und Hörfunktion. Das Gehen ist weiterhin deutlich eingeschränkt, die Bewegungen wirken wenig flüssig. Die Treppen im eigenen Haus kann sie nur mit Pausen und Schmerzen bewältigen. Die häuslichen Routinen schafft sie nicht mehr allein; das Einkaufen und Kochen erledigt jetzt ihr Ehemann. Sie ist weiterhin arbeitsunfähig. Ihren Hobbys (Spazierengehen und Zeit mit Freunden verbringen) kann sie seit längerer Zeit nicht mehr nachgehen. Beim Lesen hat sie eine deutlich eingeschränkte Aufmerksamkeit, was Frau Meise sich als Nebenwirkung der Medikation erklärt. Schließlich nimmt sie einen weiteren Beratungstermin in der neurochirurgischen Ambulanz wahr. Es wird festgestellt, dass alle konservativen Maßnahmen ausgeschöpft sind. Als einzige therapeutische Lösung, die ihr auf Dauer Schmerzlinderung bringen kann, wird eine Spondylodese sowie eine Dekompression empfohlen. Frau Meise möchte wieder in ihren eigenständigen Lebensalltag zurück, möchte schmerzfrei gehen, Freizeitaktivitäten mit Familie und Freunden durchführen können. Sie berät sich ausführlich mit ihrem Mann und ihrer besten Freundin, Irene. Anschließend entscheidet sie sich für die Operation.

b) ICF-Strukturierung

Aus didaktischen Gründen sind alle Inhalte aus dem Text der Fallbeschreibung (a) komplett in die Übersicht mit der ICF-Strukturierung überführt worden (b). Das heißt: Alle Textinhalte, die in den Komponenten dargestellt werden können, sind hier zu sehen, ergänzt mit den möglichen Kodierungen aus der ICF.

ICF-Strukturierung

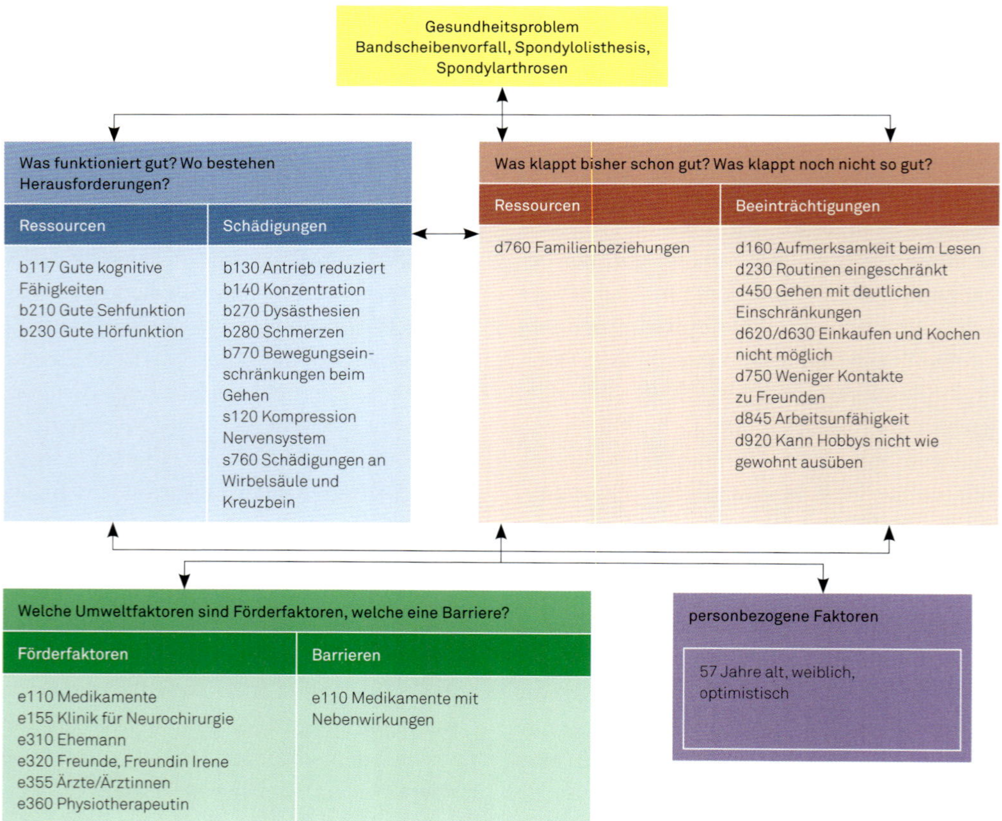

c) Netzwerkkarte

Mit der hier abgebildeten Vier-Felder-Netzwerkkarte werden die Personen, die mit der betroffenen Person aus dem Fallbeispiel Kontakt haben, mithilfe von vier Koordinatenfeldern als soziale Umweltfaktoren – aufgeteilt nach: 1) Familie, 2) professionelle Beziehungen, 3) Gemeinschaftsleben, 4) Freunde und Bekannte – erfasst. Dabei soll der Abstand zur betroffenen Person aus dem Fallbeispiel die unterschiedliche Nähe der Beziehung darstellen (wichtige, weniger wichtige Beziehung).

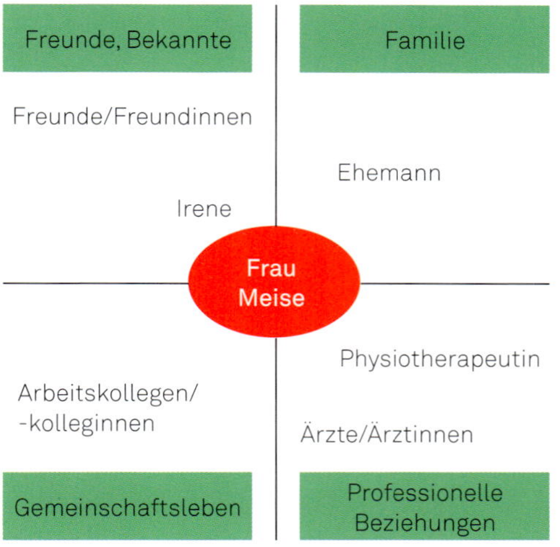

d) Personbezogene Betrachtung

Hier werden die Sichtweisen der betroffenen Person und ihrer Familie dargestellt. In den Sprechblasen sind beispielhaft wesentliche Einschätzungen und Wünsche aus der Patienten- und der Angehörigenperspektive zu lesen. Diese Inhalte werden in Abschnitt g bei der partizipativen Entscheidungsfindung und den Zielformulierungen wieder aufgenommen.

Personbezogene Betrachtung

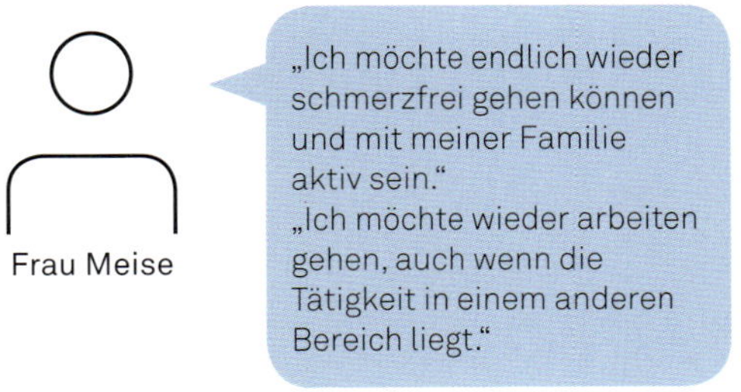

Personbezogene Betrachtung

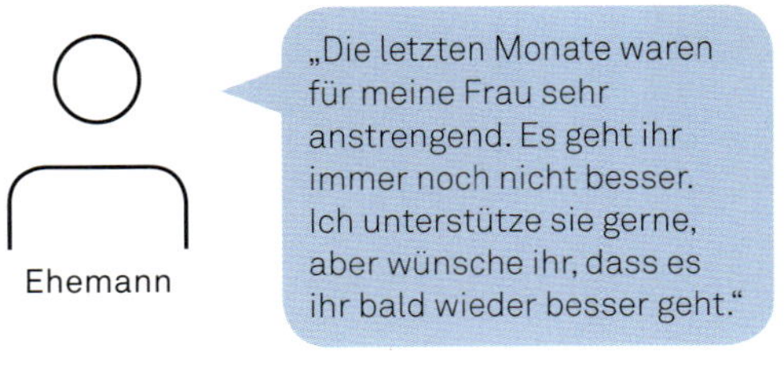

e) Interdisziplinäre Betrachtung

Hier werden die Sichtweisen der beteiligten Fachleute dargestellt. In den Sprechblasen sind beispielhaft wesentliche Einschätzungen aus deren Perspektive abgebildet. Diese Inhalte werden in Abschnitt g bei der partizipativen Entscheidungsfindung und den Zielformulierungen sowie in Abschnitt h bei den Maßnahmenplänen miteinbezogen.

Interdisziplinäre Betrachtung

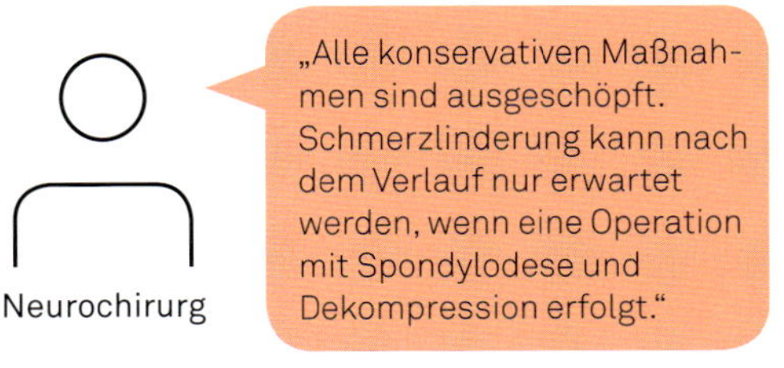

Interdisziplinäre Betrachtung

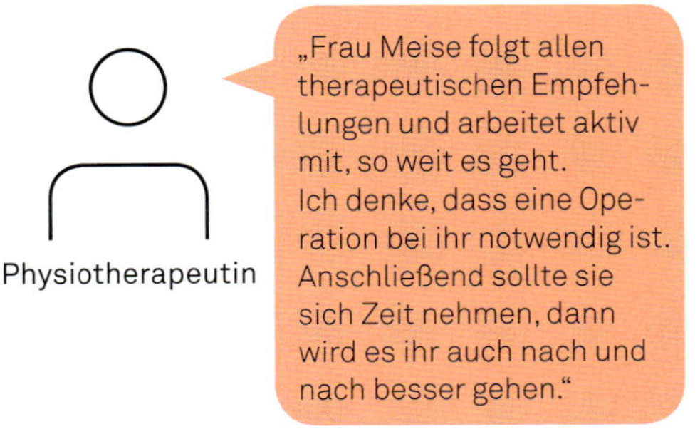

f) Wechselwirkungen am Beispiel des Kodes d230

An dieser Stelle sind *mögliche* Wechselwirkungen vorgestellt; weitere Wechselwirkungen könnten beschrieben werden. Aus Informationen über die Wechselwirkungen können Hypothesen abgeleitet werden, die Aussagen über Interventionsmaßnahmen erlauben und die im interdisziplinären Diskurs Berücksichtigung finden.

Wechselwirkungen zu d230 („die tägliche Routine durchführen“):

1. Wechselwirkungen mit Körperfunktionen: Die deutlichen Beeinträchtigungen der Körperfunktionen (Beispiel: reduzierter Antrieb b130) wirken sich für Frau Meise negativ auf das Ausführen der täglichen Routinen (d230) aus. Das (eingeschränkte) Ausführen der Routinen nimmt umgekehrt auch Einfluss auf mentale Körperfunktionen (z. B. den Antrieb).
2. Wechselwirkungen mit dem Kontext: Der Ehemann (e310) unterstützt Frau Meise und übernimmt Routinen (d230), die sie sonst alleine ausführt. Umgekehrt nehmen die (aktuell eingeschränkten) Routinen im Alltag von Frau Meise Einfluss auf die Art und Ausprägung der Hilfen, die ihr Mann aktuell unterstützend leistet.
3. Wechselwirkungen mit anderen Lebensbereichen: Die Einschränkungen in der Mobilität (besonders beim Gehen, d450) wirken sich auf die täglichen Routinen bei Frau Meise aus, sie braucht mehr Zeit als vor der Erkrankung (d230). Die Ausgestaltung der täglichen Routinen wirkt sich auch auf die Mobilität (z. B. beim Gehen) aus.

Wechselwirkungen am Beispiel d230

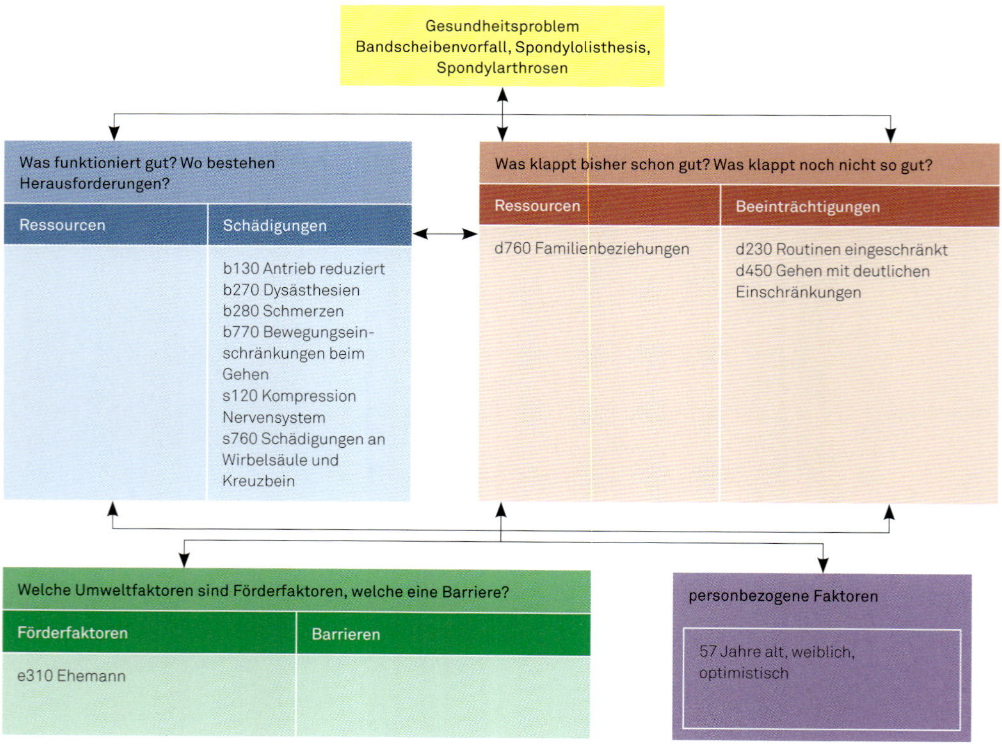

g) Partizipative Entscheidungsfindung: Zielformulierung

Die Tabelle zeigt, wie aus den Wünschen von Patient*innen und ihren Angehörigen (Sprechblasen in Abschnitt d) unter Berücksichtigung der Inhalte aus dem Fallbeispiel (Abschnitt a) sowie der fachlichen Einschätzungen in Abschnitt e (interdisziplinäre Betrachtung) smarte Ziele formuliert werden können.

Wunsch:	„Ich möchte endlich wieder schmerzfrei gehen können und mit meiner Familie aktiv sein.“	„Ich möchte wieder arbeiten gehen, auch wenn die Tätigkeit in einem anderen Bereich liegt.“
ICF-Codierung (Beschreibung):	b280 Schmerzen d450 Gehen mit Einschränkungen d760 Familienbeziehungen d920 Kann Hobbys nicht ausüben	b280 Schmerzen d450 Gehen mit Einschränkungen d845 Arbeitsunfähigkeit
(SMARTe) **Zielformulierung**:	„In zwölf Monaten gehe ich wieder mit meinem Mann um den Stausee.“ b280 d450	„Ende nächsten Jahres gehe ich wieder arbeiten, dabei werde ich meine Erfahrungen in der Pflege gut nutzen können.“ b280 d760 d845

h) Maßnahmenpläne

Wie sollen die *smarten* Ziele im Pflege- und Praxisalltag umgesetzt werden? Hierzu werden einfache Maßnahmenpläne erstellt, mit deren Hilfe festgelegt wird, wer (welche Person oder Personen) für was (welche konkrete Aufgabe oder Aufgaben) verantwortlich ist und in welchem Zeitraum (bis wann) dies verlässlich zu erledigen ist.

Maßnahmenplan	SMARTes Ziel: „In zwölf Monaten gehe ich wieder mit meinem Mann um den Stausee.“ d450	
Wer ist verantwortlich?	**Was?**	**Bis wann?**
Frau Meise Neurochirurg	sich anknüpfende Schmerztherapie nach Entlassung aus der Reha	in 7–8 Wochen
Frau Meise Physiotherapie	ein- bis zweimal wöchentlich Physiotherapie (individueller Plan)	in 7–8 Wochen
Frau Meise Fachkraft im Rehazentrum	IRENA; zweimal wöchentlich: • ärztliche Untersuchungen • Physiotherapie und Sportmedizintherapie • Sozialberatung • Stressbewältigung und Entspannungstherapie	in 8–10 Wochen
Frau Meise Rehazentrum	Beginn eines Kurses „Aquafitness“ einmal wöchentlich	in 3–4 Monaten (und Folgekurse)
Frau Meise Neurochirurg (Rehasportanbieter)	Verordnung Rehasport im Anschluss an IRENA einmal wöchentlich	in 6 Monaten
Frau Meise Ehemann Freundin	Nordic Walking abends zweimal wöchentlich an festen Tagen	in 6 Monaten

Maßnahmenplan	SMARTes Ziel: „Ende nächsten Jahres gehe ich wieder arbeiten, dabei werde ich meine Erfahrungen in der Pflege gut nutzen können." d845	
Wer ist verantwortlich?	**Was?**	**Bis wann?**
Sozialarbeiterin KH Frau Meise	Antrag auf Anschlussheilbehandlung	direkt nach der Operation
Frau Meise Fachkräfte in der Rehabilitation Sozialberaterin	(individuell ausgerichtete) Rehabilitation mit Nachsorge Sozialberatung (Antrag Rehabilitation Teilhabe am Arbeitsleben)	in den nächsten 4–6 Wochen (für 3–4 Wochen)
Frau Meise Rehazentrum	Beginn IRENA-Programm zweimal wöchentlich (24 Einheiten)	in 8–10 Wochen
Frau Meise Rentenversicherung	Besprechung zur Teilhabe am Arbeitsleben (ist genehmigt)	in 4 Monaten
Frau Meise Rehazentrum	Abschlussuntersuchung und Besprechung	in 6 Monaten
Frau Meise Neurochirurg	Verlaufskontrolle	in 6–12 Monaten, ggf. auch später
Frau Meise Rentenversicherung Arbeitgeber	gemeinsames Gespräch und Planung für Leistungen zur Teilhabe am Arbeitsleben	in 6–12 Monaten, ggf. auch später

5.6 Fallbeispiel „Frau Schwalbe, 72 Jahre“

a) Fallbeschreibung

Frau Schwalbe ist 72 Jahre alt und hat ihr ganzes Leben in ihrer Lieblingsstadt Mainz gelebt. Sie war über 50 Jahre mit ihrem Mann Bernd verheiratet, der aber vor einiger Zeit verstorben ist. Mit ihm hat sie einen Sohn zur Welt gebracht, der mit seiner Frau und seinen zwei Kindern in Hamburg lebt. Nun hat Frau Schwalbe vor ca. drei Jahren die Diagnose Demenz erhalten. Anfangs fielen die Wortfindungsstörungen nicht sofort auf. Mit der Zeit wurden die Symptome aber immer deutlicher. Frau Schwalbe wurde auch unsicherer in ihren Bewegungen und beim Gehen; seitdem ist sie häufiger gestürzt. Sie konnte ihre Einkäufe nicht mehr selbstständig besorgen; sie isst weniger und unregelmäßiger, was zur Folge hatte, dass sie an Gewicht abnahm. Dies war der Anlass, dass sie in eine Altenpflegeeinrichtung in Hamburg gezogen ist, um die Familie in der Nähe zu haben.

Frau Schwalbe ist schon immer sehr heimatverbunden gewesen, sodass es ihr schwerfällt, sich in einer neuen Stadt und in einer neuen Wohnsituation einzuleben. In Mainz ist sie vor ihrer Diagnosestellung jede Woche auf den Markt gegangen und hat für sich frische regionale Lebensmittel eingekauft. Dort hat sie immer wieder Menschen getroffen, die sie viele Jahre kennt und mit denen sie immer gute Gespräche geführt hat. Nun macht ihr die neue Situation, aber auch ihre Demenz-Diagnose mit den damit verbundenen Symptomen große Angst. Sie fühlt sich fremd in der Stadt und in ihrem eigenen Körper (Selbstwahrnehmung). Ihr Zimmer hat sie mit vielen Fotos, vor allem von ihrem Mann und Aufnahmen aus Mainz, dekoriert. Ihr Sohn, über dessen Besuche sie sich immer sehr freut, hat ihr einmal einen Bildband aus Mainz, aber auch von Hamburg mitgebracht. Den Bildband hat sich Frau Schwalbe neugierig angeschaut; sie stellt zwischendurch immer mal wieder Fragen zu der Stadt.

Frau Schwalbe ist froh, noch gut sehen und hören zu können. Nur zum Lesen benötigt sie eine Brille. Sie schaut sich gern die Familienvideos und Unterhaltungssendungen an. Ihr morgendliches Ritual ist, dass sie sich selbstständig die Zähne putzt. Frau Schwalbe ist allerdings nach einigen Sekunden fertig. Wenn das Pflegepersonal sie darauf aufmerksam macht, sich etwas gründlicher die Zähne zu putzen, wird Frau Schwalbe schnell sehr wütend. Ihre Emotionen und Impulse kann sie nicht mehr so gut regulieren wie früher. Neue Anforderungen oder Probleme kann sie nicht allein lösen. Mehrfach- und Einzelaufgaben kann sie nicht mehr routinemäßig und allein erledigen. Beim Ankleiden benötigt sie vom Pflegepersonal ein wenig Unterstützung, die sie aber hier gern annimmt, weil ihr ordentliche Kleidung sehr wichtig ist. Manchmal weiß sie nicht, wie sie sich ihr Oberteil oder ihre Socken anziehen soll. Aber abends freut sie sich schon darauf, ihre neue Kleidung für den nächsten Tag auszusuchen und herauszulegen. Nachdem sie sich angezogen hat, läuft Frau Schwalbe mithilfe des Rollators den Flur entlang und liebt es, stolz ihre Kleidungswahl dem Personal und den Mitbewohnern und -bewohnerinnen zu zeigen.

In den letzten Wochen ist Frau Schwalbe immer gangunsicherer geworden, auch mit dem Rollator. Es kommt immer wieder zu Stürzen, bei denen sie sich bislang nicht schwerer verletzt hat. Ihr Sohn macht sich Sorgen, dass sie sich beim nächsten Sturz eine schlimmere Verletzung zuziehen könnte, und wünscht eine physiotherapeutische Behandlung für seine Mutter. Ihr wird angeboten, die morgendliche Spazierrunde, begleitet vom Pflegepersonal, in einem Rollstuhl zu machen. Damit ist Frau Schwalbe einverstanden. Die Vorstellung beim Hausarzt zeigte unauffällige Befunde bei den Kreislaufuntersuchungen, der Blutdruck war unauffällig. Sie kann sich auch im Haus allein nicht mehr sicher orientieren; in den letzten Wochen ist sie nachts oft aufgestanden (Schlafstörungen) und wurde dann in anderen Zimmern wiedergefunden.

Die Mahlzeiten nimmt Frau Schwalbe mit den Mitbewohner*innen in einem Speisesaal gemeinsam ein. Am Tisch wirkt sie oft sehr abwesend und isoliert. Dem Pflegepersonal ist aufgefallen, dass Frau Schwalbe sich häufig weigert, Obst und Gemüse oder anderweitiges Essen zu sich zu nehmen, welches sie immer wieder in den Müll oder einfach wortlos auf den Boden wirft. Frau Schwalbe zieht sich beim Essen immer weiter zurück. Sie kommuniziert nur noch selten mit den anderen Bewohner*innen. Dies bereitet dem Pflegepersonal große Sorgen ebenso wie das Essverhalten, da Frau Schwalbe immer weiter an Gewicht abnimmt (Größe 164 cm, 43 kg, BMI 16). Sie schaut das Essen meist skeptisch an, steht oftmals nach wenigen Minuten auf und möchte wieder zurück auf ihr Zimmer. Auch die Flüssigkeitsaufnahme verweigert Frau Schwalbe. An einem Tag ist sie so wütend, dass sie ihren Teller mit dem Essen nimmt, ihn durch den ganzen Saal schmeißt und schreit: „Ich will euer Essen nicht! Wer weiß, woher das verseuchte Essen stammt!" Später erzählt sie ihrem Sohn (der jetzt als Betreuer eingesetzt ist), dass es ihr Angst macht, nicht zu wissen, woher das Essen kommt. In der kommenden Woche ist die Wiedervorstellung beim Neurologen sowie die erste Vorstellung bei der Urologin geplant. Frau Schwalbe nässt seit drei Wochen tagsüber ein.

b) ICF-Strukturierung

Aus didaktischen Gründen sind alle Inhalte aus dem Text der Fallbeschreibung (a) komplett in die Übersicht mit der ICF-Strukturierung überführt worden (b). Das heißt: Alle Textinhalte, die in den Komponenten dargestellt werden können, sind hier zu sehen, ergänzt mit den möglichen Kodierungen aus der ICF.

ICF-Strukturierung

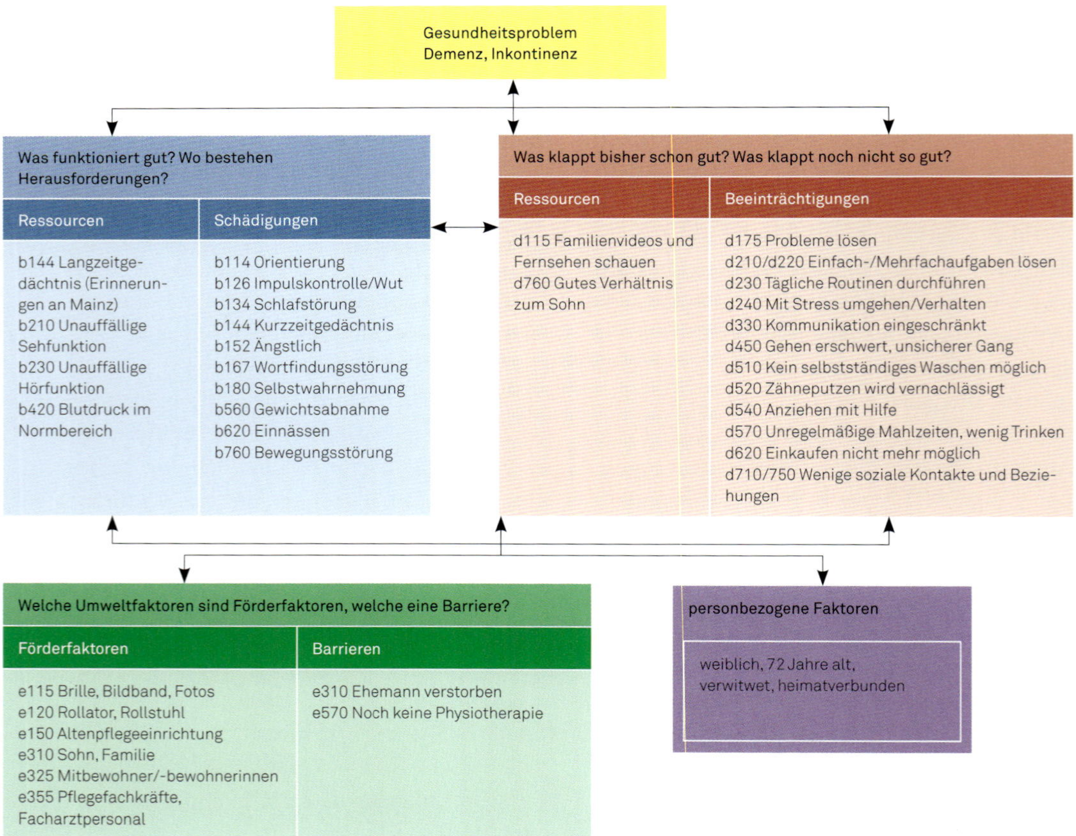

c) Netzwerkkarte

Mit der hier abgebildeten Vier-Felder-Netzwerkkarte werden die Personen, die mit der betroffenen Person aus dem Fallbeispiel Kontakt haben, mithilfe von vier Koordinatenfeldern als soziale Umweltfaktoren – aufgeteilt nach: 1) Familie, 2) professionelle Beziehungen, 3) Gemeinschaftsleben, 4) Freunde und Bekannte – erfasst. Dabei soll der Abstand zur betroffenen Person aus dem Fallbeispiel die unterschiedliche Nähe der Beziehung darstellen (wichtige, weniger wichtige Beziehung).

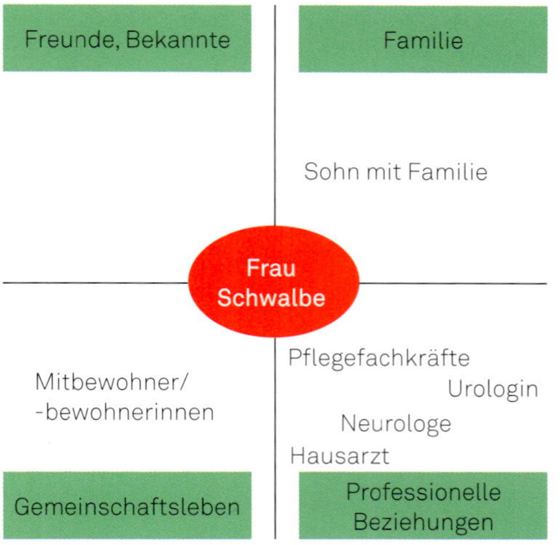

d) Personbezogene Betrachtung

Hier werden die Sichtweisen der betroffenen Person und ihrer Familie dargestellt. In den Sprechblasen sind beispielhaft wesentliche Einschätzungen und Wünsche aus der Patienten- und der Angehörigenperspektive zu lesen. Diese Inhalte werden in Abschnitt g bei der partizipativen Entscheidungsfindung und den Zielformulierungen wieder aufgenommen.

Personbezogene Betrachtung

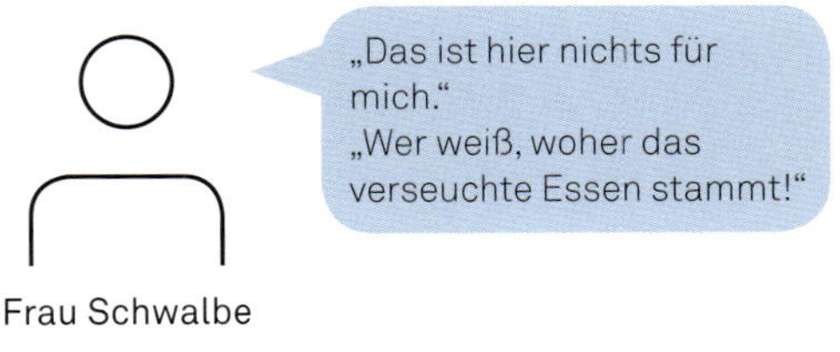

Personbezogene Betrachtung

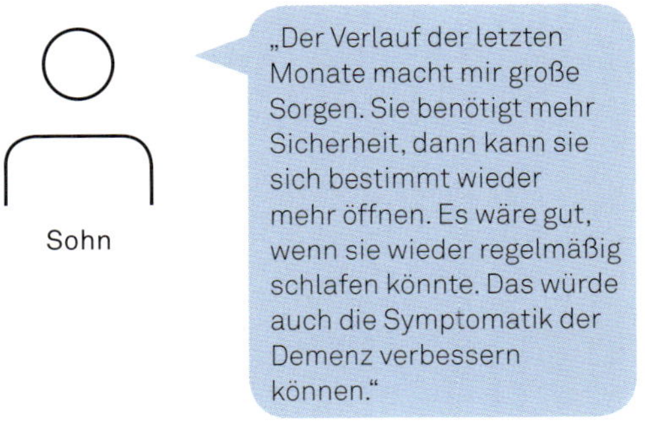

e) Interdisziplinäre Betrachtung

Hier werden die Sichtweisen der beteiligten Fachleute dargestellt. In den Sprechblasen sind beispielhaft wesentliche Einschätzungen aus deren Perspektive abgebildet. Diese Inhalte werden in Abschnitt g bei der partizipativen Entscheidungsfindung und den Zielformulierungen sowie in Abschnitt h bei den Maßnahmenplänen miteinbezogen.

Interdisziplinäre Betrachtung

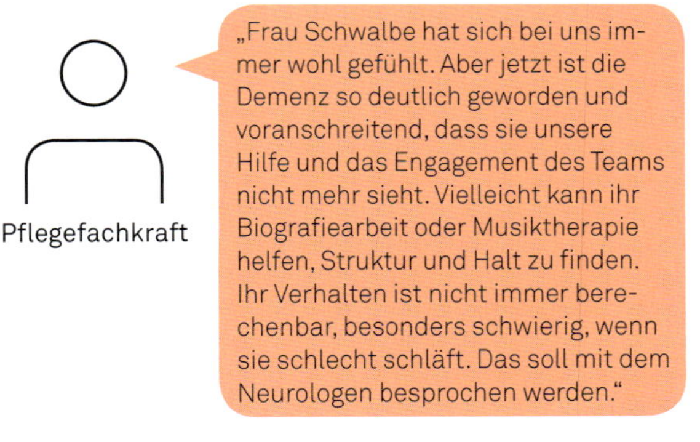

Interdisziplinäre Betrachtung

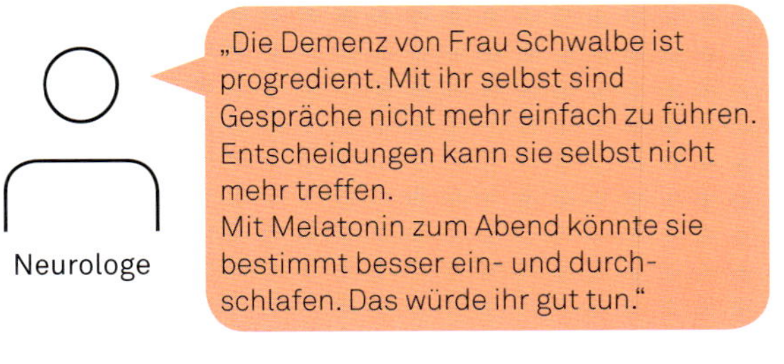

f) Wechselwirkungen am Beispiel des Kodes d230

An dieser Stelle sind *mögliche* Wechselwirkungen vorgestellt; weitere Wechselwirkungen könnten beschrieben werden. Aus Informationen über die Wechselwirkungen können Hypothesen abgeleitet werden, die Aussagen über Interventionsmaßnahmen erlauben und die im interdisziplinären Diskurs Berücksichtigung finden.

Wechselwirkungen zu d230 („die tägliche Routine durchführen“):

1. Wechselwirkungen mit Körperfunktionen:
   Die eingeschränkten Funktionen von Kurzzeitgedächtnis und der räumlichen Orientierung (b114, b144) beeinträchtigen Frau Schwalbe beim Durchführen der täglichen Routine. Das eingeschränkte Ausführen der täglichen Routine („Machen“) wirkt sich auf die mentalen Funktionen (hier: Kurzzeitgedächtnis und räumliche Orientierung) aus.
2. Wechselwirkungen mit dem Kontext:
   Die tägliche Routine (d230) kann Frau Schwalbe nur noch eingeschränkt selbst ausführen; hier bekommt sie Unterstützung durch das Pflegepersonal. Das Ausmaß der Einschränkung (d230) bestimmt die Intensität der Unterstützung durch die Pflegekräfte (e355).
3. Wechselwirkungen mit anderen Lebensbereichen:
   Für das Erledigen der täglichen Routine (d230) ist auch das Lösen von (alltäglichen) Problemen (d175) notwendig. Das eingeschränkte Ausüben von Routinen beeinträchtigt das Lösen von Problemen im Alltag.

Wechselwirkungen am Beispiel d230

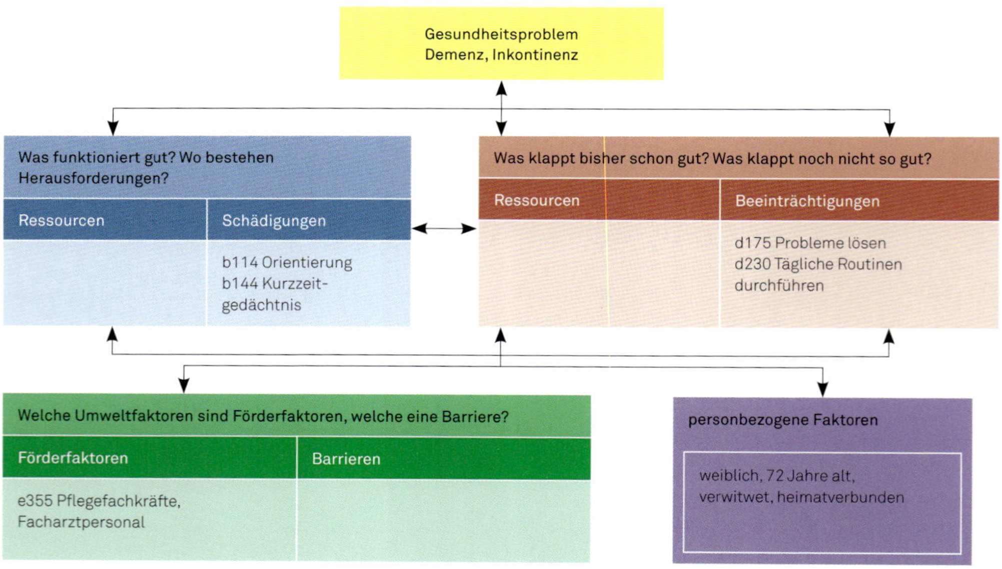

g) Partizipative Entscheidungsfindung: Zielformulierung

Die Tabelle zeigt, wie aus den Wünschen von Patient*innen und ihren Angehörigen (Sprechblasen in Abschnitt d) unter Berücksichtigung der Inhalte aus dem Fallbeispiel (Abschnitt a) sowie der fachlichen Einschätzungen in Abschnitt e (interdisziplinäre Betrachtung) smarte Ziele formuliert werden können.

Wunsch:	„Sie benötigt mehr Sicherheit; dann kann sie sich bestimmt wieder mehr öffnen.“ (Sohn)	„Es wäre gut, wenn sie wieder regelmäßig schlafen könnte. Das würde auch die Symptomatik der Demenz verbessern können.“
ICF-Codierung (Beschreibung):	d230 Routinen durchführen d570 Sich um die eigene Gesundheit kümmern	d230 Tägliche Routinen durchführen d240 Mit Stress und psychischen Anforderungen umgehen
(SMARTe) **Zielformulierung**:	„In sechs Monaten trinkt Frau Schwalbe täglich 1,5 Liter Wasser/Tee und isst zu den Mahlzeiten nach ihren Wünschen.“ d570	„In sechs Monaten zeigt Frau Schwalbe, dass sie sich wohlfühlt und ihr Verhalten regulieren kann.“ d240

h) Maßnahmenpläne

Wie sollen die *smarten* Ziele im Pflege- und Praxisalltag umgesetzt werden? Hierzu werden einfache Maßnahmenpläne erstellt, mit deren Hilfe festgelegt wird, wer (welche Person oder Personen) für was (welche konkrete Aufgabe oder Aufgaben) verantwortlich ist und in welchem Zeitraum (bis wann) dies verlässlich zu erledigen ist.

Maßnahmenplan	SMARTes Ziel: „In sechs Monaten trinkt Frau Schwalbe täglich 1,5 Liter Wasser/Tee und isst zu den Mahlzeiten nach ihren Wünschen.“ d570	
Wer ist verantwortlich?	**Was?**	**Bis wann?**
Sohn Pflegekraft	Besprechen der Möglichkeiten für Biografiearbeit (Ressource Langzeitgedächtnis) und Musiktherapie (alte bekannte Musik)	in 2 Wochen
Sohn Pflegekraft	konkrete Planungen mit dem Ziel, Frau Schwalbe Sicherheit und Struktur zu geben	in 4 Wochen
Sohn Pflegekraft Person/Personen, die Biografiearbeit und/oder Musiktherapie ausübt/ausüben	Kontaktaufnahme mit Frau Schwalbe Verknüpfen der Arbeit mit Themen der Ernährung und Trinken (orientiert an alten Vorlieben)	in 3 Monaten
Pflegekraft	Überwachung der Gewichtszunahme Frau Schwalbe erreicht ein Gewicht von ca. 50 kg	in 8 Monaten

Maßnahmenplan	SMARTes Ziel: „In sechs Monaten zeigt Frau Schwalbe, dass sie sich wohlfühlt und ihr Verhalten regulieren kann." d240	
Wer ist verantwortlich?	**Was?**	**Bis wann?**
Sohn Pflegekraft	Beratung zur Situation	in 2 Wochen
Pflegekraft	Biografiearbeit sowie Erarbeiten und Kennenlernen der Auslöser der Verhaltens-veränderungen	in 1 Monat
Sohn	Wiedervorstellung beim Neurologen: Medikation Melatonin beraten Wiedervorstellung beim Hausarzt: Besprechen der aktuellen Lebenssituation der Mutter Verordnung Physiotherapie	in 2 Wochen
Sohn Pflegekraft Physiotherapeut*in	Besprechen von Behandlungsverlauf und Verhaltensregulation im Alltag	in 3 Monaten
Sohn	Wiedervorstellung Neurologie ggf. Anpassen der Therapie	in 4 Monaten

5.7 Fallbeispiel „Herr Sommer, 74 Jahre“

a) Fallbeschreibung

Herr Sommer, Rentner, lebt in seiner Wohnung in der 1. Etage eines Mehrfamilienhauses. Als einzigen Angehörigen hat Herr Sommer einen Neffen. Der Tod seiner Frau hat Herrn Sommer in ein tiefes Loch fallen lassen; er ist dadurch in eine schon lange andauernde depressive Phase geraten (depressive Störung) und schläft nicht mehr durch. Seine Wohnung verlässt er nur noch zu notwendigen Arztbesuchen mit seinem Neffen. Einkäufe und Arztbesuche kann Herr Sommer alleine nicht mehr leisten.

Herr Sommer ist in neurologischer Behandlung und medikamentös eingestellt (Antidepressiva). Allerdings sah er lange Zeit keinen Sinn darin, seine Medikamente einzunehmen. Herr Sommer ist seit vielen Monaten adipös und antriebsarm. Dadurch ist das Gehen bei ihm deutlich erschwert, und er wird zunehmend gangunsicherer (Bewegungsstörung). Tagsüber sitzt er meist auf dem Sofa und schaut Fernsehen. Er nahm lange Zeit keine geregelten Mahlzeiten ein. Wenn er zwischendurch Appetit hat, nascht er gerne. Er bemerkt, dass seine Kleidung zunehmend am Körper spannt. Das Achten auf sein äußeres Erscheinungsbild hat in den letzten Monaten immer mehr nachgelassen. Das An- und Ausziehen der Kompressionsstrümpfe kann er ebenfalls nicht mehr allein bewältigen. Durch eine Venenschwäche (Venendilationen und Varikosis) leidet er zudem seit einigen Jahren an Unterschenkelödemen.

Um seinen Onkel zu motivieren, hat sein Neffe mehrfach versucht, ihn am Wochenende zu seiner Familie einzuladen; dies lehnte Herr Sommer lange Zeit ab. Er kann seinen Alltag zu Hause nicht mehr bewältigen und benötigt Hilfe. Seit vier Monaten ist er nach Pflegegrad 2 eingestuft, hatte bisher aber noch keine Hilfe in Anspruch genommen. Sein Neffe unterrichtete seinen Arzt über die immer schlechter werdende vorhandene häusliche Situation. Gemeinsam beschlossen sie – nach Zustimmung von Herrn Sommer – einen häuslichen Pflegedienst als Unterstützung mit in den Alltag einzubeziehen. Der Arzt stellte eine häusliche Pflegeverordnung über Leistungen gemäß SGB V aus. Diese beinhaltet das tägliche Verabreichen der Medikamente morgens und abends nach aktuellem Medikamentenplan sowie das An- und Ausziehen der Kompressionsstrümpfe durch den Pflegedienst. Sein Neffe nahm Kontakt mit einem örtlich ansässigen Pflegedienst aus dem Dorf auf und vereinbarte einen Termin für ein Aufnahmegespräch in Herrn Sommers Wohnung. Darin wurde der weitere Bedarf für Herrn Sommer ermittelt.

Herr Sommer hat sich mit der Unterstützung durch den Pflegedienst einverstanden erklärt. Im Verlauf des Gesprächs stellte sich heraus, dass er sich morgens nicht zum Aufstehen motivieren kann, ihm die tägliche Körperpflege schwerfalle und er es nicht schafft, sich zu duschen. Für Herrn Sommer wurden passende Leistungen zur Verbesserung seiner Alltagssituation geplant. Seit zwei Wochen bekommt er morgens durch den Pflegedienst Hilfe bei der täglichen Grundpflege, zweimal pro Woche sollen feste Duschtage vorgesehen werden. Für Herrn Sommer beginnt damit ein neuer strukturierter Tagesablauf. Zu seiner Wunschzeit kommt der Pflegedienst morgens in seine Wohnung, motiviert und unterstützt ihn beim Aufstehen. Die Vergabe der Medikamente erfordert Feingefühl, die negative Einstellung zur Medikation ist bei Herrn Sommer unverändert. Doch die regelmäßige Einnahme wirkt sich positiv auf sein Stimmungsbild aus, und seine Unterschenkel sind durch das Anziehen der Kompressionsstrümpfe schlanker geworden. Das Spannungsgefühl hat in den Beinen nachgelassen, das Gangbild und auch das Gehen sind etwas verbessert. Es hat sich eine positive Vertrauensbasis mit dem Pflegepersonal entwickelt.

Im Rahmen der Versorgung werden auch Möglichkeiten zur Verbesserung bei der Bewegung, Ernährung und dem Gewicht beraten. Herr Sommer ist damit einverstanden, einmal wöchentlich eine Gewichtskontrolle durchführen und dokumentieren zu lassen. Für geregelte Mittagsmahlzeiten wird ein mobiler Essensservice mit täglich wechselnden Mittagsgerichten bestellt, außerdem gestaltet sein Neffe den Einkauf bewusster mit mehr Obst und Gemüse, die Menge der Schokolade wird reduziert. Auch im Rahmen der Betreuungsleistung sind die Einsätze erweitert worden: Mittwochs kommt Frau Lanz zu ihm. Gemeinsam gehen sie an diesem Tag eine Stunde spazieren. Wenn das Wetter es nicht zulässt, spielen sie Gesellschaftsspiele und unterhalten sich über aktuelle Themen. Die Untersuchungen beim Augen- und HNO-Arzt zeigten altersbezogen unauffällige Befunde. Die Unterstützung durch den Pflegedienst hat seinem Tag wieder Struktur gegeben. Der Gedanke, die Familie seines Neffen zu besuchen, wird ein Ziel für ihn sein. Auch das wöchentliche Wiegen in Kombination mit der begonnenen Ernährungsumstellung zeigt erste Erfolge, er ist motiviert, diesen Weg weiterzugehen. Nach längeren Gesprächen mit seinem Neffen und Frau Lanz will Herr Sommer nun seinen Hausarzt fragen, ob er ein Rezept für Physiotherapie sowie einen Rollator bekommen kann.

b) ICF-Strukturierung

Aus didaktischen Gründen sind alle Inhalte aus dem Text der Fallbeschreibung (a) komplett in die Übersicht mit der ICF-Strukturierung überführt worden (b). Das heißt: Alle Textinhalte, die in den Komponenten dargestellt werden können, sind hier zu sehen, ergänzt mit den möglichen Kodierungen aus der ICF.

ICF-Strukturierung

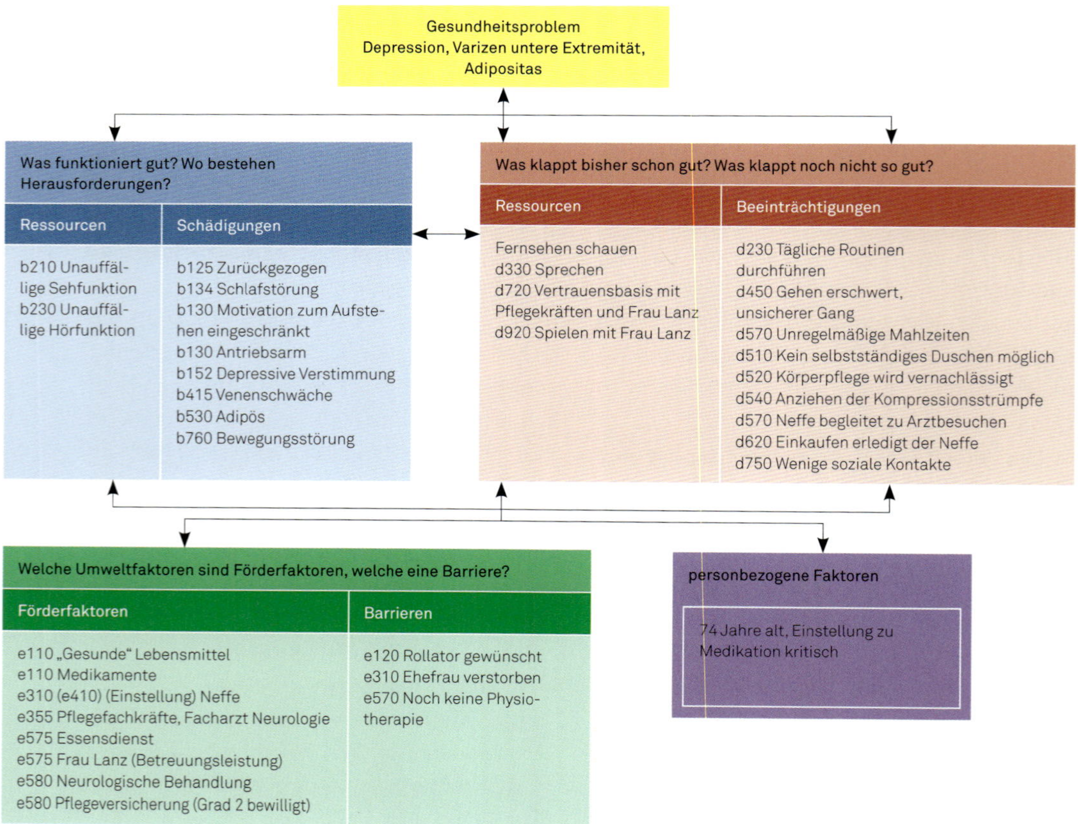

c) Netzwerkkarte

Mit der hier abgebildeten Vier-Felder-Netzwerkkarte werden die Personen, die mit der betroffenen Person aus dem Fallbeispiel Kontakt haben, mithilfe von vier Koordinatenfeldern als soziale Umweltfaktoren – aufgeteilt nach: 1) Familie, 2) professionelle Beziehungen, 3) Gemeinschaftsleben, 4) Freunde und Bekannte – erfasst. Dabei soll der Abstand zur betroffenen Person aus dem Fallbeispiel die unterschiedliche Nähe der Beziehung darstellen (wichtige, weniger wichtige Beziehung).

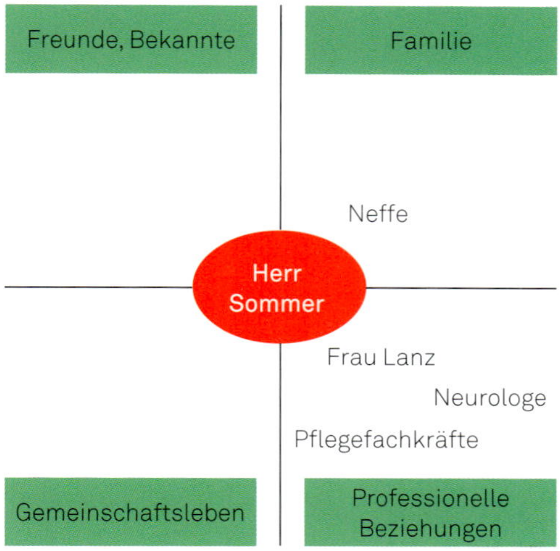

d) Personbezogene Betrachtung

Hier werden die Sichtweisen der betroffenen Person und ihrer Familie dargestellt. In den Sprechblasen sind beispielhaft wesentliche Einschätzungen und Wünsche aus der Patienten- und der Angehörigenperspektive zu lesen. Diese Inhalte werden in Abschnitt g bei der partizipativen Entscheidungsfindung und den Zielformulierungen wieder aufgenommen.

e) Interdisziplinäre Betrachtung

Hier werden die Sichtweisen der beteiligten Fachleute dargestellt. In den Sprechblasen sind beispielhaft wesentliche Einschätzungen aus deren Perspektive abgebildet. Diese Inhalte werden in Abschnitt g bei der partizipativen Entscheidungsfindung und den Zielformulierungen sowie in Abschnitt h bei den Maßnahmenplänen miteinbezogen.

Personbezogene Betrachtung

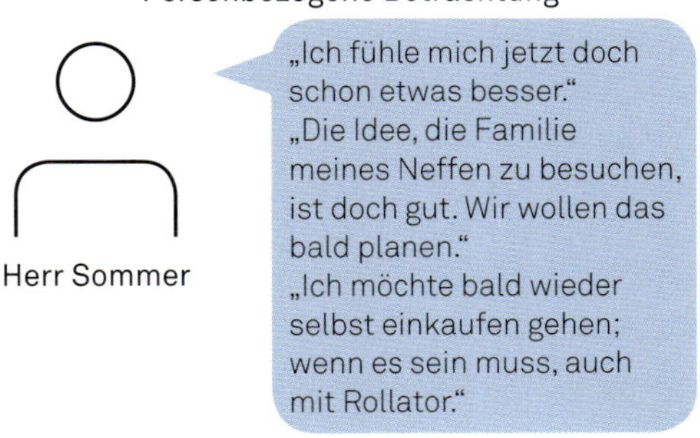

Interdisziplinäre Betrachtung

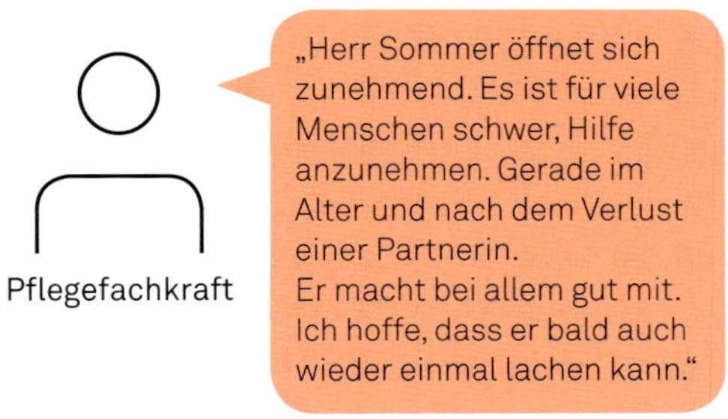

Interdisziplinäre Betrachtung

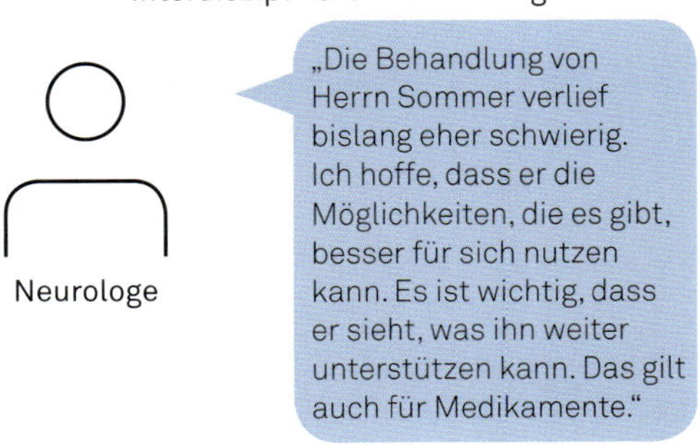

Interdisziplinäre Betrachtung

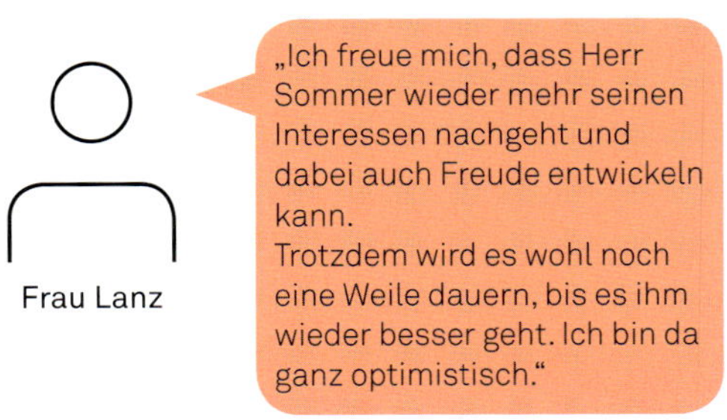

f) Wechselwirkungen am Beispiel der Kodes d450 und d620

An dieser Stelle sind *mögliche* Wechselwirkungen vorgestellt; weitere Wechselwirkungen könnten beschrieben werden. Aus Informationen über die Wechselwirkungen können Hypothesen abgeleitet werden, die Aussagen über Interventionsmaßnahmen erlauben und die im interdisziplinären Diskurs Berücksichtigung finden.

Wechselwirkungen zu d450 und d620 (Gehen und Einkaufen gehen):

1. Wechselwirkungen mit Körperfunktionen: Die depressive Verstimmung (b152), die Bewegungsstörung (b760) und das hohe Körpergewicht (b530) sind Gründe, die Herrn Sommer beeinträchtigen, selbst einkaufen gehen zu können. Umgekehrt können eine größere Aktivität und Mobilität (Gehen und Einkaufen gehen, d450 und d620) dazu führen, dass diese Körperfunktionen weniger stark eingeschränkt sein können.
2. Wechselwirkungen mit dem Kontext: Einkaufen gehen und die Mobilität (d450) können durch therapeutische Anleitung (Physiotherapie e570) sowie einen Rollator (e120) ermöglicht werden. Sind diese Hilfen (Physiotherapie und Rollator) nicht vorhanden, beeinträchtigt dies die Mobilität und das Einkaufen gehen.
3. Wechselwirkungen mit anderen Lebensbereichen: Einkaufen gehen bedingt einen stärkeren Kontakt mit anderen Menschen (d750). Der Kontakt und das Erleben mit anderen Menschen können Aktivitäten zu mehr Mobilität (Bewegung, Gehen, Einkaufen) bestärken.

Wechselwirkungen am Beispiel d450 und d620

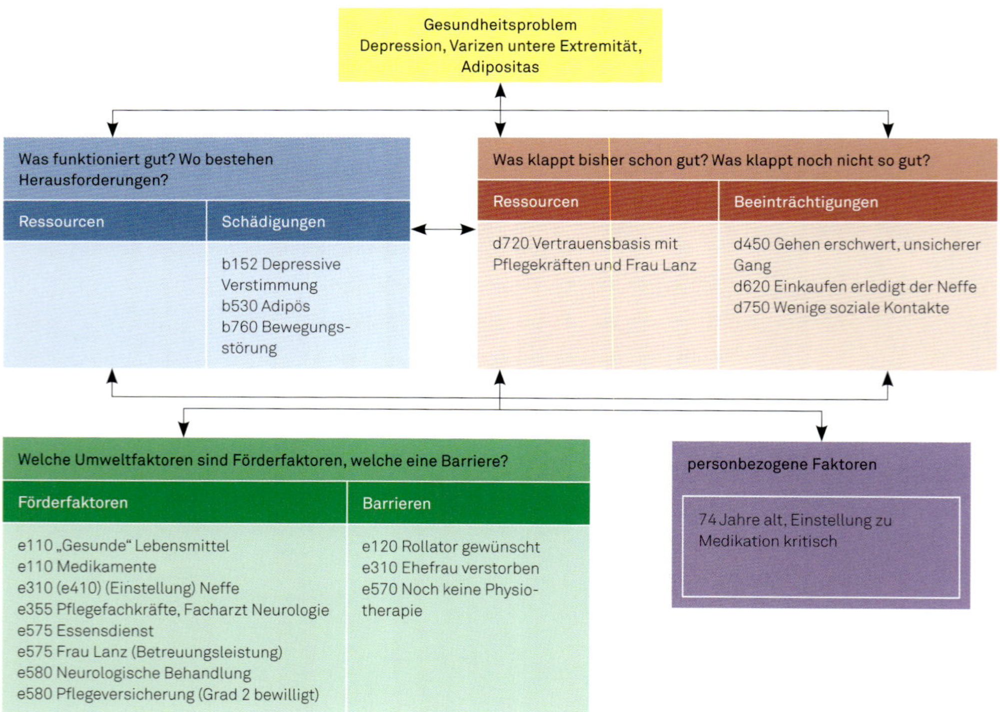

g) Partizipative Entscheidungsfindung: Zielformulierung

Die Tabelle zeigt, wie aus den Wünschen von Patient*innen und ihren Angehörigen (Sprechblasen in Abschnitt d) unter Berücksichtigung der Inhalte aus dem Fallbeispiel (Abschnitt a) sowie der fachlichen Einschätzungen in Abschnitt e (interdisziplinäre Betrachtung) smarte Ziele formuliert werden können.

Wunsch:	„Die Idee, die Familie meines Neffen zu besuchen, ist doch gut. Wir wollen das bald planen.“	„Ich möchte bald wieder selbst einkaufen gehen; wenn es sein muss, auch mit Rollator.“
ICF-Codierung (Beschreibung):	d750 Wenige soziale Kontakte	d230 Tägliche Routinen durchführen d450 Gehen erschwert, unsicherer Gang d620 Einkaufen gehen d750 Wenige soziale Kontakte
(SMARTe) **Zielformulierung:**	„In sechs Wochen besuche ich mit meinem Neffen seine Familie.“ d750	„In sechs Monaten gehe ich wieder einmal die Woche zum Einkaufen.“ d620

h) Maßnahmenpläne

Wie sollen die *smarten* Ziele im Pflege- und Praxisalltag umgesetzt werden? Hierzu werden einfache Maßnahmenpläne erstellt, mit deren Hilfe festgelegt wird, wer (welche Person oder Personen) für was (welche konkrete Aufgabe oder Aufgaben) verantwortlich ist und in welchem Zeitraum (bis wann) dies verlässlich zu erledigen ist.

Maßnahmenplan	SMARTes Ziel: „In sechs Wochen besuche ich mit meinem Neffen seine Familie.“ d750	
Wer ist verantwortlich?	**Was?**	**Bis wann?**
Herr Sommer Neffe	Herr Sommer und sein Neffe suchen nach möglichen Terminen für den Besuch der Familie.	in 2 Wochen
Neffe	klärt einen möglichen Besuchstermin mit der Familie ab	in 3 Wochen
Herr Sommer Neffe	Besuch bei der Familie des Neffen	in 6 Wochen

Maßnahmenplan	SMARTes Ziel: „In sechs Monaten gehe ich wieder einmal die Woche zum Einkaufen." d620	
Wer ist verantwortlich?	**Was?**	**Bis wann?**
Herr Sommer Neffe	vereinbaren Wiedervorstellung beim Neurologen	in 3–4 Wochen
Herr Sommer Neffe	Wiedervorstellung beim Hausarzt Bitte um Verordnung für Physiotherapie und Rezept für Rollator	in 1 Woche
Herr Sommer Neffe	suchen Rollator aus Beginn Physiotherapie	in 2 Wochen
Herr Sommer Neffe (ggfs. Frau Lanz, alternativ zur Betreuung)	begleitet (durch Neffen oder Frau Lanz) einkaufen gehen	in 6 Monaten

5.8 Fallbeispiel „Herr Stolle, 81 Jahre"

a) Fallbeschreibung

Auf der chirurgisch-orthopädischen Station wird der 81-jährige Patient Bernd Stolle mit einer Unterarmfraktur stationär versorgt und behandelt. Herr Stolle hat vor ca. zehn Jahren die Diagnose Demenz erhalten und lebt seit einigen Jahren in einer Altenpflegeeinrichtung. Er erhält Leistungen der Pflegeversicherung. Schon seit langer Zeit hat er Schwierigkeiten beim Denken und Durchführen von Routinen. An Haushaltstätigkeiten kann er sich seit vielen Jahren nicht mehr verlässlich beteiligen. Er kommuniziert deutlich weniger als früher und versteht viele Dinge nicht mehr. Er ist pflegebedürftig und benötigt viel Unterstützung bei der Grundpflege, beim Kleiden und Essen. Vor Ort (Altenpflegeeinrichtung) ist er auf den Boden gestürzt und hat sich dabei den Arm so stark verletzt, dass die Fraktur chirurgisch gerichtet werden musste. Nach der Operation soll Herr Stolle für die postoperative Versorgung einige weitere Tage stationär beobachtet und betreut werden. Das Pflegepersonal hat von der Altenpflegeeinrichtung eine kurze Übergabe erhalten, damit eine ausführliche (Fremd-)Anamnese von Herrn Stolle mit den wichtigsten Informationen durchgeführt werden kann. Hierbei erfährt es, dass Herr Stolle seit drei Monaten verwitwet ist und zwei Töchter hat. Beide wohnen im Ausland und kommen in unregelmäßigen Abständen ihren Vater im Pflegeheim besuchen. Die Ehefrau sei bis zu ihrem Tod regelmäßig zu Besuch gekommen. Zu weiteren Angehörigen oder Bekannten hat er keinen Kontakt. Des Weiteren nimmt Herr Stolle regelmäßig Medikamente gegen seine Herzrhythmusstörungen; hierunter sei die Herzfunktion nun unbeeinträchtigt.

Die Operation verläuft komplikationslos. Als Herr Stolle im Aufwachraum langsam zu sich kommt, wirkt er ruhig und wirkt zurückgezogen. Da alle Vitalfunktionen (Herz, Blutdruck, Atmung) und die Ausscheidung (Urin) in Ordnung sind, wird Herr Stolle auf die Station gebracht. Auf dem Zimmer angekommen, nimmt die Pflegefachkraft wahr, dass Herr Stolle jetzt sehr ängstlich und irritiert wirkt. Er ist zum Ort und zurzeit nicht orientiert, weiß nicht, warum er im Krankenhaus ist. Die Pflegefachkraft erklärt ihm, was geschehen ist. Es ist deutlich, dass Herr Stolle die Situation nicht einordnen und verstehen kann. Immer noch sichtlich irritiert, beginnt Herr Stolle sich aufzurichten und möchte das Bett verlassen. Dabei merkt er seinen Gipsverband am rechten Arm und beginnt panisch zu schreien. Der Pflegefachkraft gelingt es, ihn zu beruhigen, und er schläft ein, sodass sie das Zimmer verlassen kann. Zwei Stunden später möchte die Pflegefachkraft die Vitalzeichen bei ihm kontrollieren und über den gelegten Zugang eine Blutentnahme tätigen. Auf dem Weg ins Zimmer kommt ihr eine andere Patientin gemeinsam mit Herrn Stolle entgegen. „Dieser Mann war auf einmal in meinem Zimmer und hat angefangen, die Blüten von meinem Blumenstrauß zu essen, der auf dem Tisch stand." Die Pflegefachkraft begleitet ihn zurück auf das Zimmer und nimmt wahr, dass Herr Stolle Schmerzen (Arm) hat. Sie erklärt ihm, dass sie den Blutdruck messen und Blut abnehmen möchte und deutet auf den linken Arm, wo der Zugang gelegt wurde. In dieser Situation wird Herr Stolle immer wütender und schreit um Hilfe; nur zögerlich kann er im Anschluss beruhigt werden. Die Pflegefachkraft kontaktiert erneut das Pflegeheim, um weitere Informationen über Herrn Stolle zu erhalten. Beim telefonischen Nachfragen erfährt sie, dass Herr Stolle im Pflegeheim schon immer ein sehr skeptischer Mensch war und es ihm nicht leichtfalle, anderen – auch ihm bekannten – Menschen zu vertrauen. Der schwierige Umgang mit Stress und psychischen Anforderungen ist im Pflegeheim schon oft thematisiert worden. Die neue Situation im Krankenhaus in einer völlig fremden Umgebung mit fremden Menschen verstärkt sein Misstrauen noch mehr. Es ist eine sehr herausfordernde Situation für das Pflegepersonal, eine angemessene Beziehungsgestaltung in so kurzer Zeit aufzubauen. Die Fachkräfte aus dem Pflegeheim haben berichtet, dass Herr Stolle sehr gerne Musik höre; die ihm bekannte Musik schenke ihm Vertrauen. Des Weiteren wird von dort berichtet, dass Herr Stolle häufiger Blüten von Blumensträußen esse, da er darin einen bunten Gemüsesalat sehe. Bei den Besuchen seiner Frau habe er in der Pflegeeinrichtung regelmäßig und gemeinsam Salate zubereitet; am liebsten mit Roter Bete und grünen Erbsen. Die Töchter von Herrn Stolle sind während des Aufenthaltes in der Klinik nicht erreichbar. Bei der Visite werden die Informationen über Herrn Stolle zusammengetragen. Die Rücksprachen mit den Fachkräften aus dem Pflegeheim erweisen sich als hilfreich, um ihm in der neuen Umgebung so gut wie möglich Sicherheit zu geben und ihn entsprechend pflegerisch versorgen zu können.

b) ICF-Strukturierung

Aus didaktischen Gründen sind alle Inhalte aus dem Text der Fallbeschreibung (a) komplett in die Übersicht mit der ICF-Strukturierung überführt worden (b). Das heißt: Alle Textinhalte, die in den Komponenten dargestellt werden können, sind hier zu sehen, ergänzt mit den möglichen Kodierungen aus der ICF.

ICF-Strukturierung

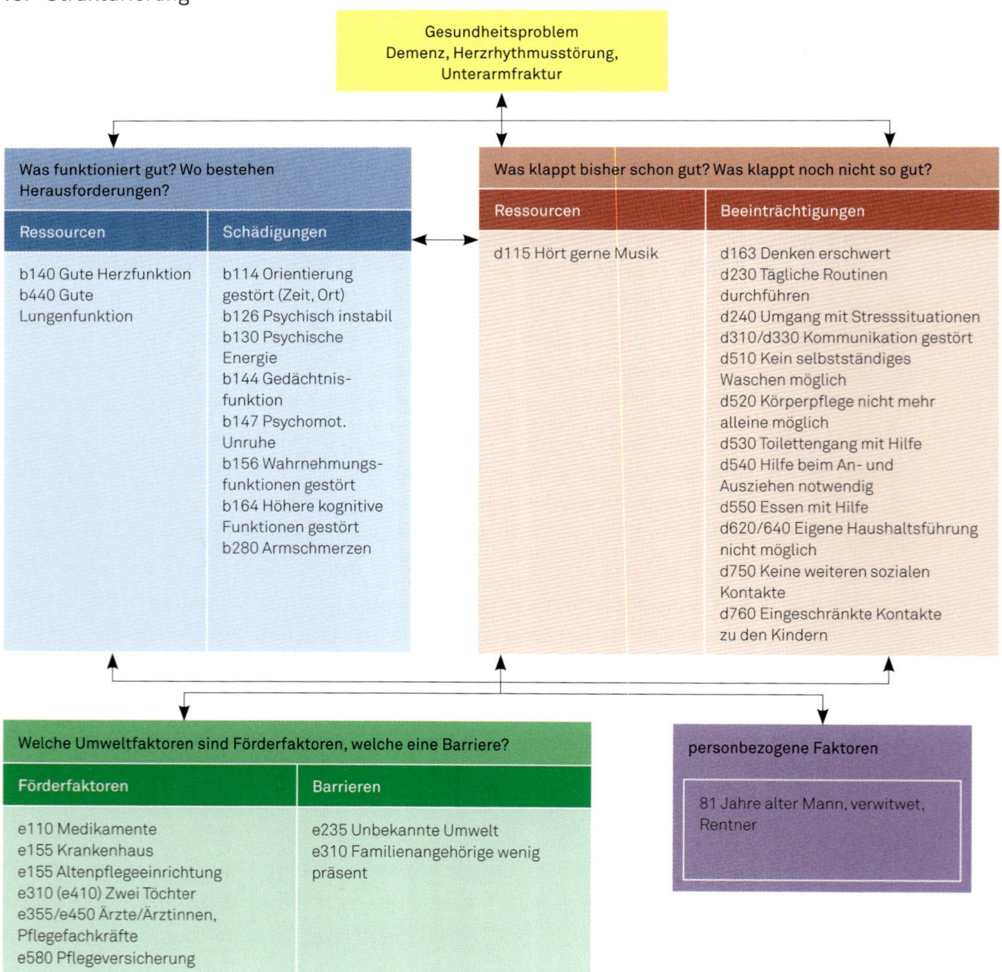

c) Netzwerkkarte

Mit der hier abgebildeten Vier-Felder-Netzwerkkarte werden die Personen, die mit der betroffenen Person aus dem Fallbeispiel Kontakt haben, mithilfe von vier Koordinatenfeldern als soziale Umweltfaktoren – aufgeteilt nach: 1) Familie, 2) professionelle Beziehungen, 3) Gemeinschaftsleben, 4) Freunde und Bekannte – erfasst. Dabei soll der Abstand zur betroffenen Person aus dem Fallbeispiel die unterschiedliche Nähe der Beziehung darstellen (wichtige, weniger wichtige Beziehung).

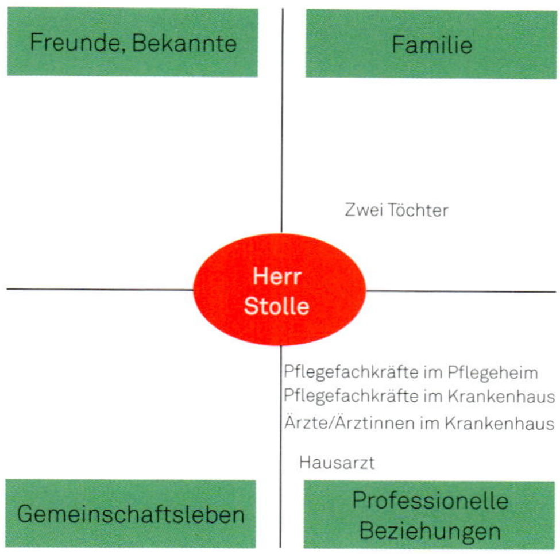

d) Personbezogene Betrachtung

Hier werden die Sichtweisen der betroffenen Person und ihrer Familie dargestellt. In den Sprechblasen sind beispielhaft wesentliche Einschätzungen und Wünsche aus der Patienten- und der Angehörigenperspektive zu lesen. Diese Inhalte werden in Abschnitt g bei der partizipativen Entscheidungsfindung und den Zielformulierungen wieder aufgenommen.

Personbezogene Betrachtung

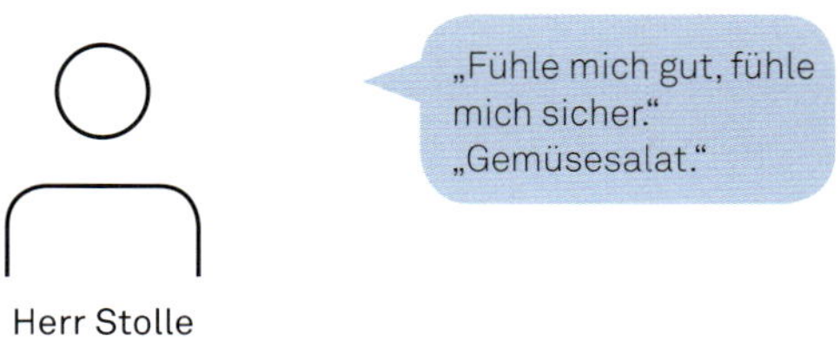

Personbezogene Betrachtung

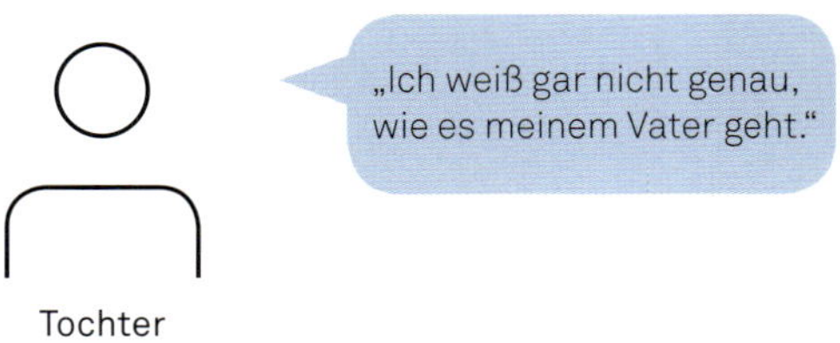

e) Interdisziplinäre Betrachtung

Hier werden die Sichtweisen der beteiligten Fachleute dargestellt. In den Sprechblasen sind beispielhaft wesentliche Einschätzungen aus deren Perspektive abgebildet. Diese Inhalte werden in Abschnitt g bei der partizipativen Entscheidungsfindung und den Zielformulierungen sowie in Abschnitt h bei den Maßnahmenplänen miteinbezogen.

Interdisziplinäre Betrachtung

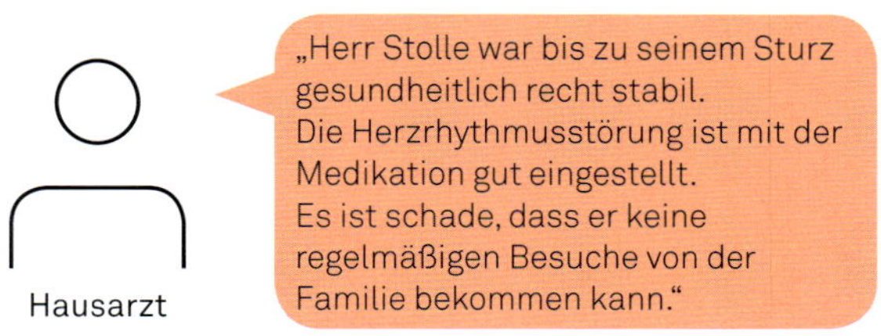

Interdisziplinäre Betrachtung

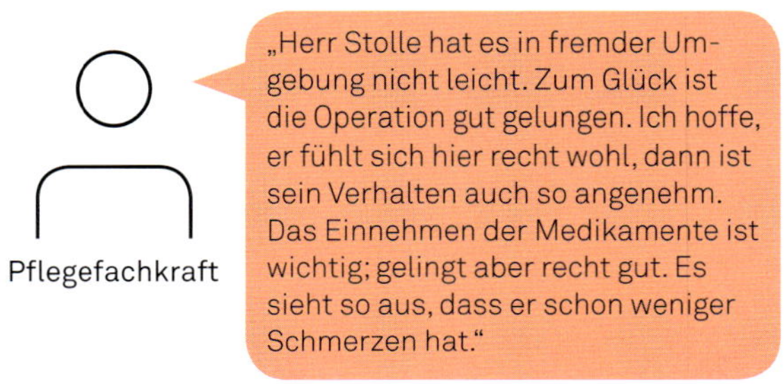

f) Wechselwirkungen am Beispiel des Kodes d240

An dieser Stelle sind *mögliche* Wechselwirkungen vorgestellt; weitere Wechselwirkungen könnten beschrieben werden. Aus Informationen über die Wechselwirkungen können Hypothesen abgeleitet werden, die Aussagen über Interventionsmaßnahmen erlauben und die im interdisziplinären Diskurs Berücksichtigung finden.

Wechselwirkungen zu d240 (Umgang mit Stress und psychischen Anforderungen):

1. Wechselwirkungen mit Körperfunktionen: Die Störungen der höheren kognitiven Funktionen (b164) sowie deutliche psychomotorische Unruhe (b147) wirken sich negativ auf den Umgang mit Stress und psychischen Anforderungen aus. Sein Umgang mit psychischen Anforderungen und Stress (d240) im Alltag wirken sich wiederum auf die mentalen Funktionen wie die höheren kognitiven (b164) und die psychomotorischen Funktionen (b147) aus.
2. Wechselwirkungen mit dem Kontext: Unbekannte und unvertraute Umwelt (Umgebung e235 oder unbekannte Menschen und deren Einstellungen, z. B. im Krankenhaus e355/e460) wirken sich negativ auf die Bewältigung von Stresssituationen (d240) bei Herrn Stolle aus. Die Art seiner Bewältigung von Stresssituationen und der Umgang mit psychischen Belastungen (d240) wirken sich auf die Einstellung von medizinisch-pflegerischen Fachkräften in seiner Umgebung (e460) aus.
3. Wechselwirkungen mit anderen Lebensbereichen: Einschränkungen der Kommunikation (z. B. d310/d330) können sich negativ auf die Stressbewältigung und den Umgang mit psychischen Anforderungen auswirken (d240). Ein beeinträchtigter Umgang mit Stress (d240) kann sich umgekehrt negativ auf die Kommunikation auswirken.

Wechselwirkungen am Beispiel d240

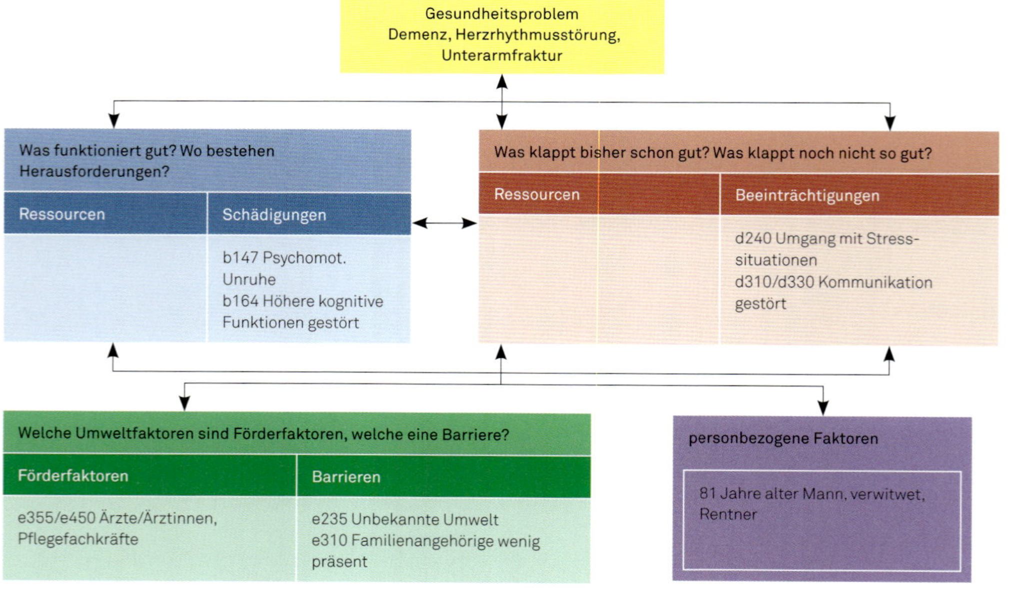

g) Partizipative Entscheidungsfindung: Zielformulierung

Die Tabelle zeigt, wie aus den Wünschen von Patient*innen und ihren Angehörigen (Sprechblasen in Abschnitt d) unter Berücksichtigung der Inhalte aus dem Fallbeispiel (Abschnitt a) sowie der fachlichen Einschätzungen in Abschnitt e (interdisziplinäre Betrachtung) smarte Ziele formuliert werden können.

Wunsch:	„Fühle mich gut, fühle mich sicher.“ „Ich hoffe, er fühlt sich hier recht wohl, dann ist sein Verhalten auch so angenehm.“	„Gemüsesalat“. „Das Einnehmen der Medikamente ist wichtig; gelingt aber recht gut. Es sieht so aus, dass er schon weniger Schmerzen hat.“
ICF-Codierung (Beschreibung):	d240 Steuerung des Verhaltens bei Stress und psychischen Anforderungen	b280 Schmerzen (Arm)
(SMARTe) **Zielformulierung:**	„Herr Stolle reguliert sein Verhalten selbst zufriedenstellend und es gibt keine Auseinandersetzungen oder Vorfälle mehr (mit Personal oder Mitpatienten/Mitpatientinnen).“ d240	„Herr Stolle hat während des stationären Aufenthaltes keine Schmerzen mehr.“ b280

h) Maßnahmenpläne

Wie sollen die *smarten* Ziele im Pflege- und Praxisalltag umgesetzt werden? Hierzu werden einfache Maßnahmenpläne erstellt, mit deren Hilfe festgelegt wird, wer (welche Person oder Personen) für was (welche konkrete Aufgabe oder Aufgaben) verantwortlich ist und in welchem Zeitraum (bis wann) dies verlässlich zu erledigen ist.

Maßnahmenplan	SMARTes Ziel: „Herr Stolle reguliert sein Verhalten selbst zufriedenstellend und es gibt keine Auseinandersetzungen oder Vorfälle mehr (mit Personal oder Mitpatienten/Mitpatientinnen).“ d240	
Wer ist verantwortlich?	**Was?**	**Bis wann?**
Pflegefachkraft	(Lieblings-)Musik auf dem Patientenzimmer von Herrn Stolle	ab sofort, bis zur Entlassung
Pflegefachkraft	erneutes Telefonat mit Kollege/Kollegin aus dem Pflegeheim; fachlicher Austausch	in den nächsten 2 Tagen
Ergotherapeutin der Klinik Praktikantin auf der Station	Anleitung der Praktikantin für Beschäftigung von Herrn Stolle	morgen
Praktikantin auf der Station	Beschäftigung von Herrn Stolle	täglich 2-mal 1 Stunde lang
Pflegefachkraft im Spätdienst	Reevaluation	täglich, ab sofort

Maßnahmenplan	SMARTES Ziel: „Herr Stolle hat während des stationären Aufenthaltes keine Schmerzen mehr." b280	
Wer ist verantwortlich?	**Was?**	**Bis wann?**
Pflegekraft	Beobachten der Schmerzsymptomatik bei Herrn Stolle	ab sofort, alle 1–2 Stunden
Gabe der Bedarfsmedikation, sofern Indikation gegeben	Gabe der Schmerzmedikation nach individueller Verordnung	bedarfsorientiert

5.9 Fallbeispiel „Herr Lennert, 84 Jahre"

a) Fallbeschreibung

In einem Vorort von Norden wohnt das Ehepaar Lennert zusammen in ihrem Einfamilienhaus. Sie haben zwei Kinder sowie fünf Enkelkinder. Vor 20 Jahren hatte Herr Lennert (84) einen Herzinfarkt, seitdem ist er Rentner. Die Kinder sind berufsbedingt in weiter entfernt gelegene Städte gezogen, kommen ihre Eltern aber regelmäßig besuchen und unterstützen sie vor Ort. Frau Lennert (74) pflegt ihren zehn Jahre älteren Ehemann seit über fünf Jahren zu Hause – er ist an Demenz erkrankt. In den letzten Jahren haben sich der körperliche (Herzfunktion) und der kognitive Zustand von Herrn Lennert deutlich verschlechtert; vor einem halben Jahr ist er in den Pflegegrad 5 eingestuft worden. Er kann sich nicht mehr selbst versorgen und benötigt kontinuierlich Hilfe bei den alltäglichen Verrichtungen (Essen, Körperpflege, Hygiene, Haushalt, Routinen). In seinem Zuhause kann er sich räumlich orientieren, fremde Umgebungen machen ihn jedoch unruhig und unbeholfen.

Herr Lennert ist sehr auf seine Frau fixiert, sie gibt ihm Sicherheit. Seine beiden Kinder erkennt er meistens, kann sich aber nicht immer an ihre Namen erinnern. Seine Enkel kann er nicht zuordnen, freut sich aber stets, wenn er sie sieht. Canasta spielt Herr Lennert seit vielen Jahren sehr gern, es ist ihm bestens vertraut. In den letzten Monaten ist das Spielen jedoch immer mühseliger geworden: An manchen Tagen funktioniert sein Erinnerungsvermögen und mit Unterstützung der Familie hat er Freude dabei, mitzuspielen. An anderen Tagen kann er dem Spiel gar nicht folgen; er wird ungeduldig, regt sich auf und gibt an, dass er dieses Spiel noch nie gespielt habe. Einmal wöchentlich besucht ihn sein Chorfreund Klaus für etwa zwei Stunden. Gemeinsam singen sie Lieder und unterhalten sich, Herr Lennert mag dies. Klaus kann sich gut in die Lebenssituation seines Freundes hineinversetzen.

In den letzten Monaten ist Herr Lennert von einer starken inneren Unruhe ergriffen, und sein Bewegungsdrang ist sehr ausgeprägt. Dies äußert sich beispielsweise darin, dass er sehr häufig aufsteht, zur Haustür geht und auf die Straße schaut. Ebenso ausgeprägt ist sein Drang zum Toilettengang. Er hat eine abhängig kompensierte Inkontinenz, trägt Pants und kann den Toilettengang nicht mehr alleine bewältigen. Vor allem die Nächte sind für seine Frau anstrengend, mehrfach steht ihr Mann auf, geht zur Toilette und weckt dabei seine Frau. Sie begleitet ihn ins Bad; das Anlegen einer Urinflasche im Schlafzimmer hat Herr Lennert nicht toleriert. Nachts ist er besonders gangunsicher, seine Gelenke sind durch das Liegen recht steif. Eine physiotherapeutische Behandlung ist gewünscht, wurde bislang vom Hausarzt nicht verordnet. Morgens schläft ihr Mann lang und fühlt sich ausgeruht, während ihr die nächtliche Ruhe fehlt und sie den Tag erschöpft beginnt.

Der Alltag wird für Frau Lennert immer beschwerlicher, immer kürzer fallen die Erholungsphasen aus. Morgens hilft sie ihrem Mann beim Aufstehen aus dem Bett. Anschließend geht sie mit ihm ins Bad und beginnt den Tag mit der Grundpflege ihres Mannes und dem Wechseln der Inkontinenzhose. Herr Lennert kann das Waschen nicht mehr allein koordinieren, auch nicht unter Anleitung. Sie cremt ihren Mann mit einer Hautmilch ein und kleidet ihn anschließend mit bequemer Kleidung an. Herr Lennert leidet unter trockener Haut, sie neigt zu Juckreiz. Die Mahlzeiten muss ihr Mann vorbereitet angereicht bekommen. Er kann die Zusammenstellung der einzelnen Nahrungskomponenten nicht zuordnen und verursacht Durcheinander auf dem Tisch, ohne dabei wirklich Essen zu sich zu nehmen. Ein weiteres Problem besteht in dem regelmäßigen Verabreichen seiner Medikamente. In Absprache mit dem Hausarzt werden die Tabletten nun gemörsert und mit Flüssigkeit verabreicht, da er das Schlucken der Medikamente kognitiv nicht umgesetzt bekommen hat.

Die für die Versorgung ihres Vaters immer größer werdende Belastung hat die Kinder in den letzten Monaten veranlasst, die häusliche Situation in Absprache mit der Mutter zu verändern. Da es für ihre Mutter keine Ruhephasen mehr gibt, haben sie einen Pflegedienst beauftragt, der ihren Vater morgens mit der großen Grundpflege versorgt und ihn fertig angekleidet an den Frühstückstisch begleitet. Zusätzlich wird der Vater vom Pflegedienst abends ausgekleidet und es wird eine kleine Grundpflege durchgeführt, sodass Frau Lennert ihn nur noch ins Bett bringen muss. Ihr Mann wird morgens überwiegend von der gleichen Bezugsperson des Pflegedienstes versorgt und hat die veränderte Pflegesituation gut angenommen. Zusätzlich kommt einmal wöchentlich eine Hauswirtschaftskraft und entlastet seine Frau bei den Reinigungsarbeiten im Haushalt. Nach einer mehrwöchigen Einfindungsphase und aufgrund der Akzeptanz durch den Vater hat Frau Lennert ihren Mann auch in der Tagespflege angemeldet. Nach zwei positiv verlaufenen Probetagen wird er nun montags und donnerstags von der Einrichtung abgeholt und nachmittags wieder nach Hause gebracht. Nach diesen ereignisreichen Tagen ist Herr Lennert erschöpft und müde und schläft an diesen Tagen meist besser. Frau Lennert hat durch diese Veränderungen wieder mehr Freiraum gewonnen und kann ihren Mann entspannter versorgen. Frau Lennert wünscht sich baldige Vorstellungen bei der Neurologin und beim Urologen sowie eine Beratung zur Hilfsmittelversorgung (z. B. Pflegebett, Duschstuhl).

b) ICF-Strukturierung (siehe Text S. 106)

ICF-Strukturierung

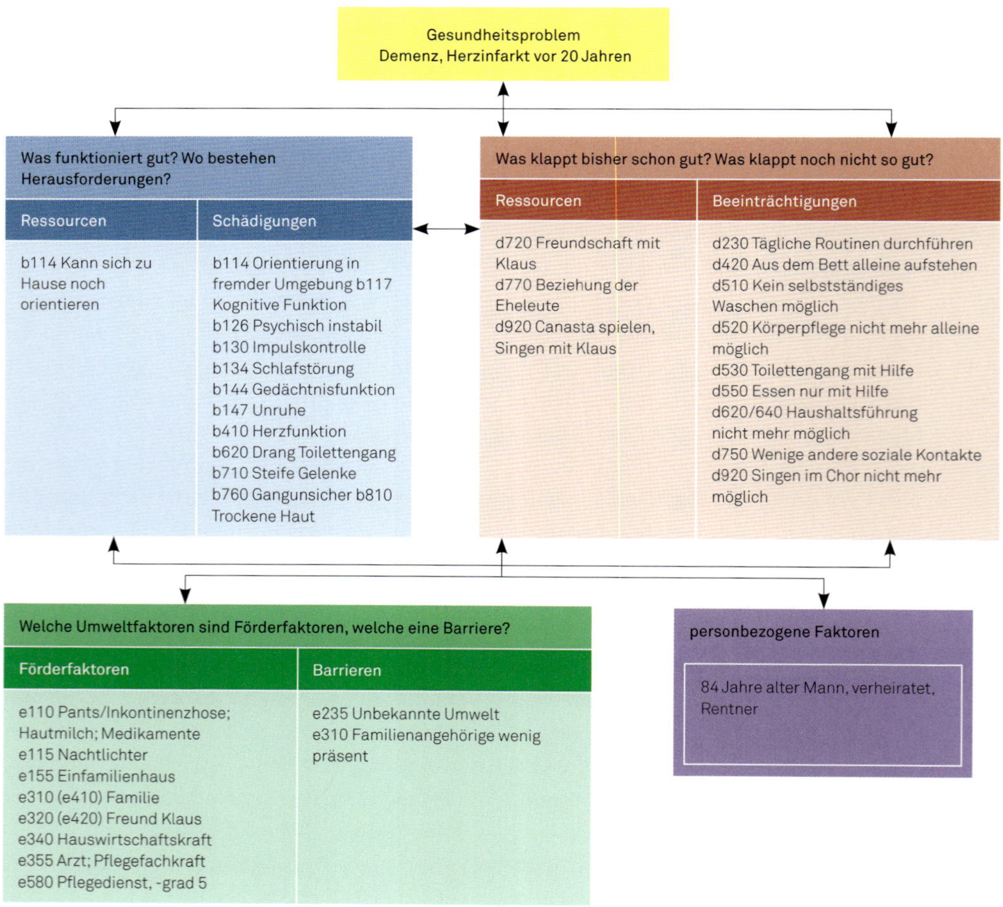

c) Netzwerkkarte
Mit der hier abgebildeten Vier-Felder-Netzwerkkarte werden die Personen, die mit der betroffenen Person aus dem Fallbeispiel Kontakt haben, mithilfe von vier Koordinatenfeldern als soziale Umweltfaktoren – aufgeteilt nach: 1) Familie, 2) professionelle Beziehungen, 3) Gemeinschaftsleben, 4) Freunde und Bekannte – erfasst. Dabei soll der Abstand zur betroffenen Person aus dem Fallbeispiel die unterschiedliche Nähe der Beziehung darstellen (wichtige, weniger wichtige Beziehung).

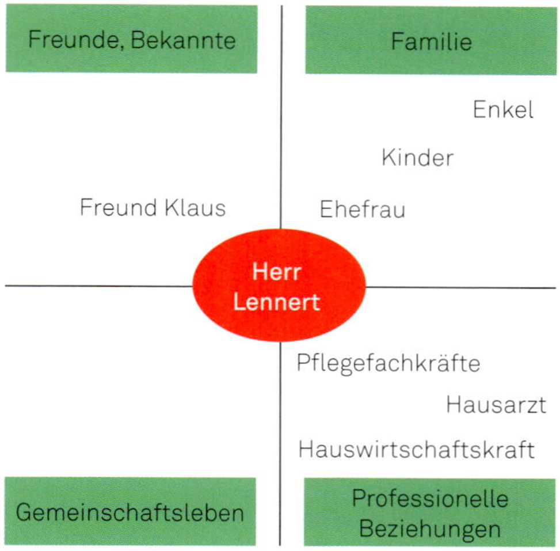

d) Personbezogene Betrachtung
Hier werden die Sichtweisen der betroffenen Person und ihrer Familie dargestellt. In den Sprechblasen sind beispielhaft wesentliche Einschätzungen und Wünsche aus der Patienten- und der Angehörigenperspektive zu lesen. Diese Inhalte werden in Abschnitt g bei der partizipativen Entscheidungsfindung und den Zielformulierungen wieder aufgenommen.

e) Interdisziplinäre Betrachtung
Hier werden die Sichtweisen der beteiligten Fachleute dargestellt. In den Sprechblasen sind beispielhaft wesentliche Einschätzungen aus deren Perspektive abgebildet. Diese Inhalte werden in Abschnitt g bei der partizipativen Entscheidungsfindung und den Zielformulierungen sowie in Abschnitt h bei den Maßnahmenplänen miteinbezogen.

Personbezogene Betrachtung

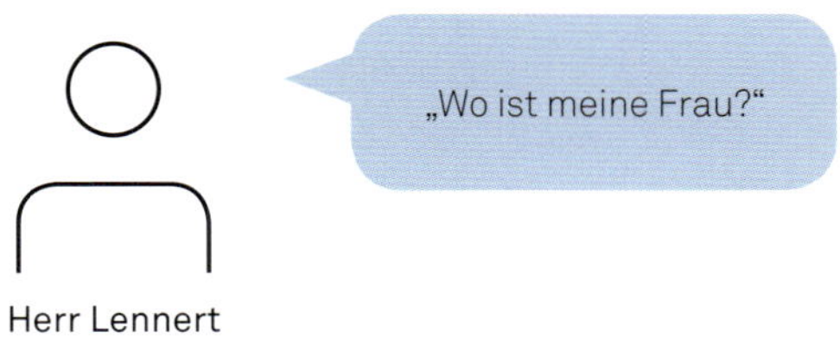

Personbezogene Betrachtung

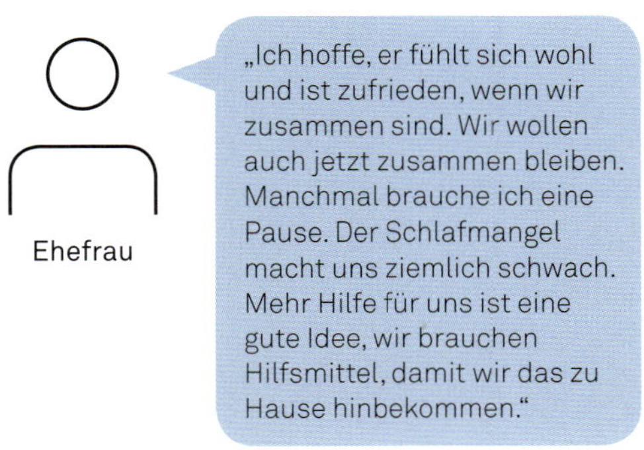

Interdisziplinäre Betrachtung

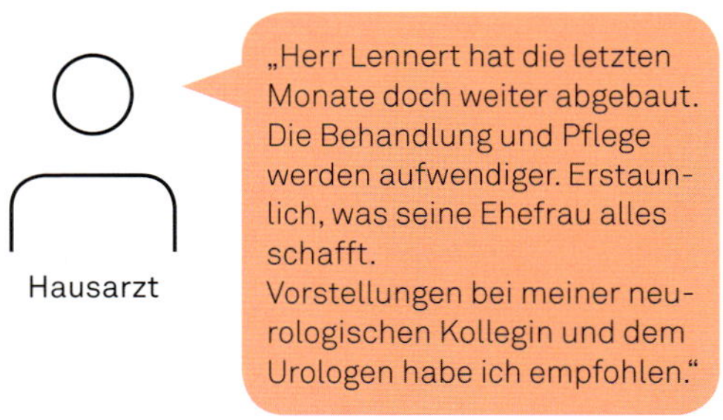

Interdisziplinäre Betrachtung

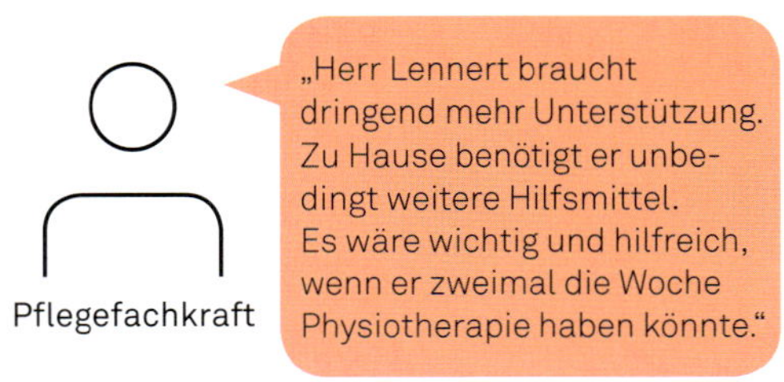

f) Wechselwirkungen am Beispiel des Kodes d420

An dieser Stelle sind *mögliche* Wechselwirkungen vorgestellt; weitere Wechselwirkungen könnten beschrieben werden. Aus Informationen über die Wechselwirkungen können Hypothesen abgeleitet werden, die Aussagen über Interventionsmaßnahmen erlauben und die im interdisziplinären Diskurs Berücksichtigung finden.

Wechselwirkungen zu d420 (aus dem Bett alleine aufstehen):

1. Wechselwirkungen mit Körperfunktionen:
   Die Einschränkungen bei den bewegungsbezogenen Funktionen (Gelenksteifheit, b710, und Gangunsicherheit, b760) wirken sich negativ auf das Verlagern von Körperpositionen (hier: Aufstehen aus dem Bett, d420) aus. Die eingeschränkten Aktivitäten (Verlagerungen des Körpers) wirken sich auf die bewegungsbezogenen Funktionen aus.
2. Wechselwirkungen mit dem Kontext:
   Das Verlagern von Körperpositionen (d420) kann durch therapeutische Anleitung (Physiotherapeutin, e360) oder die Unterstützung durch die Ehefrau (e310) gefördert werden. Sind diese unterstützenden Hilfen nicht vorhanden, beeinträchtigt dies die Mobilität (hier: Aufstehen aus dem Bett).
3. Wechselwirkungen mit anderen Lebensbereichen:
   Einschränkungen der Mobilität (z. B. d420) können sich negativ auf die Selbstversorgung beispielsweise beim Toilettengang auswirken (d530). Eine eingeschränkte Selbstversorgung (weniger Aktivitäten bei der Selbstversorgung) kann sich umgekehrt negativ auf die Mobilität auswirken.

Wechselwirkungen am Beispiel d420

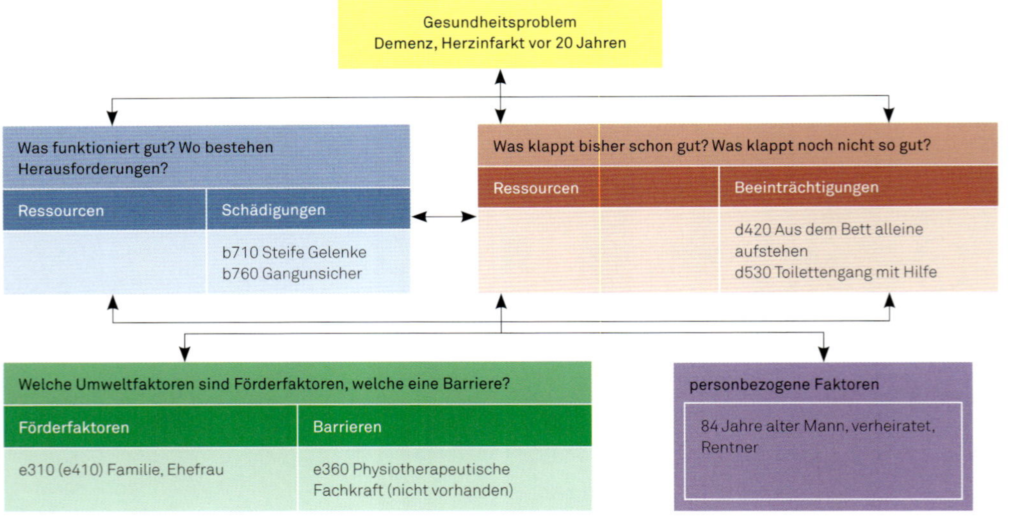

g) Partizipative Entscheidungsfindung: Zielformulierung

Die Tabelle zeigt, wie aus den Wünschen von Patient*innen und ihren Angehörigen (Sprechblasen in Abschnitt d) unter Berücksichtigung der Inhalte aus dem Fallbeispiel (Abschnitt a) sowie der fachlichen Einschätzungen in Abschnitt e (interdisziplinäre Betrachtung) smarte Ziele formuliert werden können.

Wunsch:	„Wo ist meine Frau?“ „Ich hoffe, er fühlt sich wohl und ist zufrieden, wenn wir zusammen sind. Wir wollen auch jetzt zusammenbleiben.“	„Manchmal brauche ich eine Pause. Der Schlafmangel macht uns ziemlich schwach. Mehr Hilfe für uns ist eine gute Idee. Wir brauchen Hilfsmittel, damit wir das zu Hause hinbekommen.“
ICF-Codierung (Beschreibung):	d770 Beziehung der Eheleute	d230 Tägliche Routinen durchführen d420 Aus dem Bett alleine aufstehen d530 Toilettengang mit Hilfe d550 Unterstützung beim Essen
(SMARTe) **Zielformulierung**:	„Auch in den nächsten zwölf Monaten leben wir gemeinsam in unserem Haus.“ d770	„In drei Monaten ist die geplante Hilfsmittelversorgung abgeschlossen, damit die noch vorhandene Mobilität und Selbstständigkeit erhalten werden kann.“ d420 d530 d550

h) Maßnahmenpläne

Wie sollen die *smarten* Ziele im Pflege- und Praxisalltag umgesetzt werden? Hierzu werden einfache Maßnahmenpläne erstellt, mit deren Hilfe festgelegt wird, wer (welche Person oder Personen) für was (welche konkrete Aufgabe oder Aufgaben) verantwortlich ist und in welchem Zeitraum (bis wann) dies verlässlich zu erledigen ist.

Maßnahmenplan	SMARTes Ziel: „Auch in den nächsten zwölf Monaten leben wir gemeinsam in unserem Haus.“ d770	
Wer ist verantwortlich?	**Was?**	**Bis wann?**
Ehefrau Kinder der Eheleute Lennert Pflegefachkraft	Gemeinsames Beratungsgespräch: Dabei soll überlegt und entschieden werden, was wann notwendig ist, damit das Ehepaar weiterhin (mit Hilfen) im eigenen Haus wohnen kann. Erstellen eines Kurzprotokolls für die Dokumentation und eine Zweitausfertigung für die Ehefrau	in den nächsten 2–3 Wochen
Tochter der Eheleute Lennert	Tochter telefoniert mit dem Hausarzt (Wunsch von Frau Lennert)	in 2–4 Wochen
Ehefrau Hausarzt	Beratungsgespräch mit dem Hausarzt (inkl. Kurzprotokoll vom Beratungsgespräch mit dem Pflegedienst) als Ergänzung zum Thema	in 2–4 Wochen
Ehefrau Kinder der Eheleute Lennert Pflegefachkraft	Evaluation nach Verlauf	in 6–12 Monaten

Maßnahmenplan	SMARTes Ziel: „In drei Monaten ist die geplante Hilfsmittelversorgung abgeschlossen, damit die noch vorhandene Mobilität und Selbstständigkeit erhalten werden kann." d420 d530 d550	
Wer ist verantwortlich?	**Was?**	**Bis wann?**
Tochter der Eheleute	ruft Hausarzt an im Auftrag der Eltern	in den nächsten 2 Wochen
Ehefrau Hausarzt	1. Planung Vorstellungen bei Fachärzten Neurologie und Urologie mit Hilfe des Hausarztes > Überweisungen 2. Planung Hilfsmittelversorgung (Pflegebett, Rollstuhl, Duschstuhl, Haltegriffe Dusche, Toilettenstuhl) > Verordnungen und Rezepte 3. Verordnung Physiotherapie	in den nächsten 2–4 Wochen
Ehefrau Pflegefachkraft	telefoniert mit Sanitätshaus und bespricht Vorgehen zu Hilfsmitteln gemeinsames Gespräch Vertreter*in Sanitätshaus, Ehefrau und Pflegefachkraft im Haus der Familie Lennert	in 2–4 Wochen
Ehefrau Kinder der Familie Lennert Pflegefachkraft	ggf. Anpassung der Hilfen für Herrn Lennert (das Ehepaar Lennert) im Verlauf Evaluation Mobilität und Selbstständigkeit bei Herrn Lennert	in 3 Monaten sowie in 9–12 Monaten

5.10 Fallbeispiel „Frau Roth, 93 Jahre"

a) Fallbeschreibung

Frau Roth ist verwitwet und lebt zurückgezogen in ihrer kleinen Dachgeschosswohnung. Sie ist eine sehr sparsame Frau. Mit den Nachbarn und Nachbarinnen hat sie im Haus regelmäßig Kontakt, wenn sie sich sehen. Mit Unterstützung ihrer drei Kinder, die alle in derselben Stadt wohnen, und des Pflegedienstes kann sie ihren Alltag zu Hause bewältigen, möchte aber möglichst wenig Hilfe in Anspruch nehmen. Vor drei Jahren ist sie vom MDK in den Pflegegrad 2 eingruppiert worden. Trotz Verschlechterung ihres Allgemeinzustandes hat sie einen Antrag auf Höherstufung bei der Pflegeversicherung bislang abgelehnt. Frau Roth hat ein sehr ruhiges Gemüt, schaut gerne Fernsehen, telefoniert gerne mit ihren Kindern und einer gleichaltrigen Freundin und liest regelmäßig die Tageszeitung. Sie hat ein gutes Gedächtnis, spricht gerne über ihr Familienleben und kann selbst gut zuhören.

Bis vor 20 Jahren war Frau Roth starke Raucherin. Sie entwickelte eine chronisch obstruktive Lungenerkrankung (COPD), ist seit Jahren bereits bei geringer Belastung oft kurzatmig und schildert dann oft deutliche Kreislaufschwierigkeiten (Tachykardie, Schwindel). Nach einer operativen Versorgung (Nagelung) aufgrund einer Schenkelhalsfraktur links vor neun Jahren kam es zu Komplikationen. Es bildete sich postoperativ ein kleines Ulcus am linken Innenknöchel, welches später in der Reha unter Behandlung abheilte. Die nach der Rehabilitation verordneten Kompressionsstrümpfe hat sie anschließend zu Hause nicht konsequent getragen. Eine (empfohlene) ambulante Verlaufsuntersuchung beim Hautarzt hat im Verlauf nicht stattgefunden. Ihre Gehfähigkeit ist seit dieser Zeit sehr eingeschränkt; mithilfe eines Rollators kann sie sich aber selbstständig und langsam in ihrer Wohnung bewegen. Ihre Haut ist sehr trocken und sie leidet unter starkem Juckreiz; häufig sind bei der Pflege auch Kratzspuren zu sehen. Es besteht eine seit der Kindheit bekannte Psoriasis (Schuppenflechte). Ihren Körper cremt sie (unregelmäßig) mit einer einfachen Hautlotion ein.

Beide Unterschenkel weisen aktuell klinische Anzeichen einer chronisch venösen Insuffizienz auf. Seit sechs Jahren besteht bei Frau Roth ein rezidivierendes Ulcus am linken Unterschenkel. Seit einigen Wochen stagniert die Wundheilung. Das Bein ist druck- und schmerzempfindlich, und die Bewegungsfunktionalität im linken Sprunggelenk ist erheblich eingeschränkt. Gegen ihre Schmerzen nimmt Frau Roth regelmäßig die verordneten Analgetika (Novaminsulfon) und zur Reduzierung ihrer Knöchelödeme die vom Hausarzt verordneten Diuretika (Furosemid) ein. Unter der Novamineinnahme ist Frau Roth nicht schmerzfrei, sie lehnt jedoch eine höhere Dosis oder weitere Analgetika durch den Arzt ab. Der Wundrand ist inkrustiert und die angrenzende Wundumgebung mit festem Schorf bedeckt, trocken und gerötet. Das Ulcus wird nach hausärztlicher Verordnung in regelmäßigen Zyklen von drei Tagen vom Pflegedienst mit einem Polyurethan-Schaumverband (PU-Schaum) verbunden und der Unterschenkel mit einem Zweikomponenten-Kompressionssystem versorgt. Als Schutz vor Einschnürungen am Unterschenkel wird zuerst ein Baumwoll-Schlauchverband angelegt. Eine starke Kompression toleriert Frau Roth nicht, sie lässt auch eine erforderliche Hautpflege der Wundumgebung durch die Pflegefachkraft (PFK) nicht zu. Bei den Verbandswechseln versucht die PFK mit viel Einfühlungsvermögen, Frau Roth wichtige Inhalte zum Krankheitsbild (Ulcus) und dessen Therapie in verständlicher Weise zu vermitteln. Für die weitere Kompression soll die aktuelle arterielle Durchblutungssituation von Frau Roth ärztlich abgeklärt werden. Zur Verbesserung der Mobilität (Gehen mit dem Rollator) bekommt Frau Roth aktuell zweimal wöchentlich

Physiotherapie verordnet. Die Physiotherapeutin unterstützt und motiviert Frau Roth beim Gehtraining mit ihrem Rollator. Der Hausarzt hatte bei der letzten Vorstellung auf die Bedeutung von ausreichenden Trinkmengen und einer ausgewogenen Ernährung hingewiesen. Die PFK bestärkt Frau Roth, auf das Trinken und die Ernährung zu achten.

Seit fast einem Jahr benötigt sie nun Hilfe bei ihrer Körperpflege, diese Routinen schafft sie nicht mehr allein. Während der verlängerten Einsatzzeiten hat sich nach und nach eine Vertrauensbasis zwischen dem Pflegeteam und Frau Roth entwickelt, dabei ist sie für die Fachkräfte deutlich zugänglicher geworden als zu Beginn. Alle drei bis sechs Monate finden gemeinsame Gespräche (Pflegeteam, Frau Roth) mit der Tochter statt. Aktuell sind (nach Abstimmung mit dem Hausarzt) Wiedervorstellungen beim Haut- und Lungenfacharzt besprochen worden. Die Tochter von Frau Roth wird Termine organisieren und die Mutter begleiten.

b) ICF-Strukturierung

Aus didaktischen Gründen sind alle Inhalte aus dem Text der Fallbeschreibung (a) komplett in die Übersicht mit der ICF-Strukturierung überführt worden (b). Das heißt: Alle Textinhalte, die in den Komponenten dargestellt werden können, sind hier zu sehen, ergänzt mit den möglichen Kodierungen aus der ICF.

ICF-Strukturierung

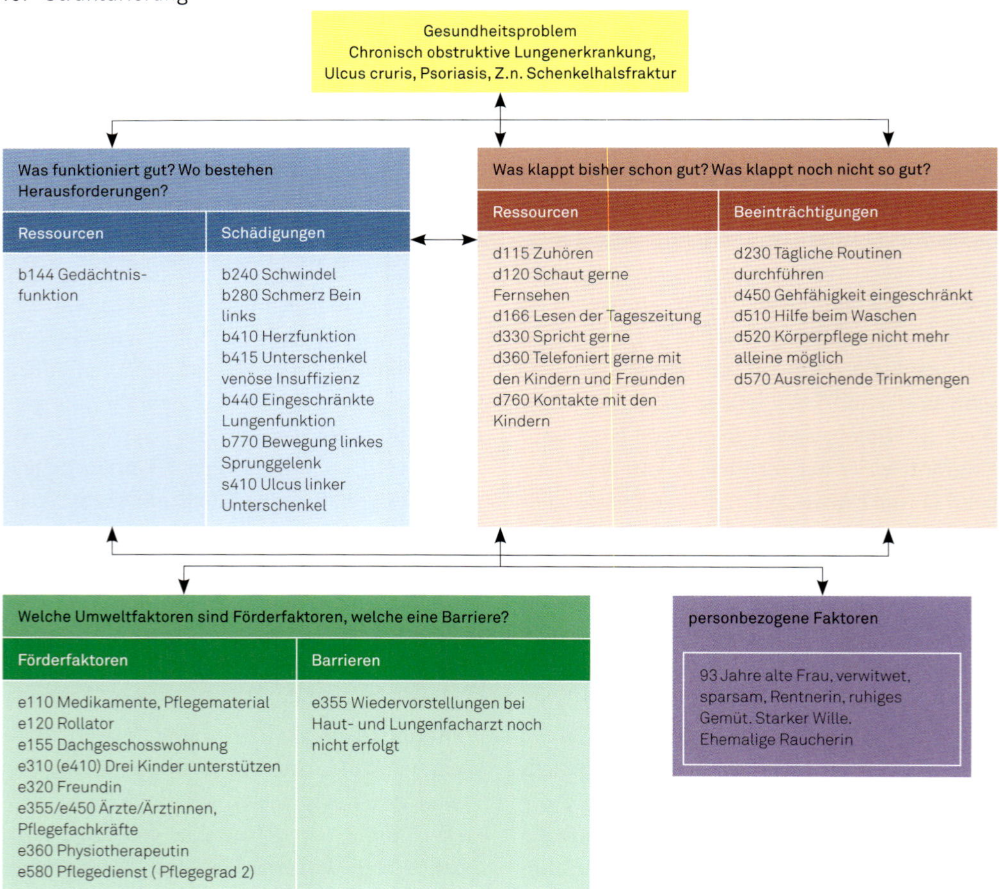

c) Netzwerkkarte

Mit der hier abgebildeten Vier-Felder-Netzwerkkarte werden die Personen, die mit der betroffenen Person aus dem Fallbeispiel Kontakt haben, mithilfe von vier Koordinatenfeldern als soziale Umweltfaktoren – aufgeteilt nach: 1) Familie, 2) professionelle Beziehungen, 3) Gemeinschaftsleben, 4) Freunde und Bekannte – erfasst. Dabei soll der Abstand zur betroffenen Person aus dem Fallbeispiel die unterschiedliche Nähe der Beziehung darstellen (wichtige, weniger wichtige Beziehung).

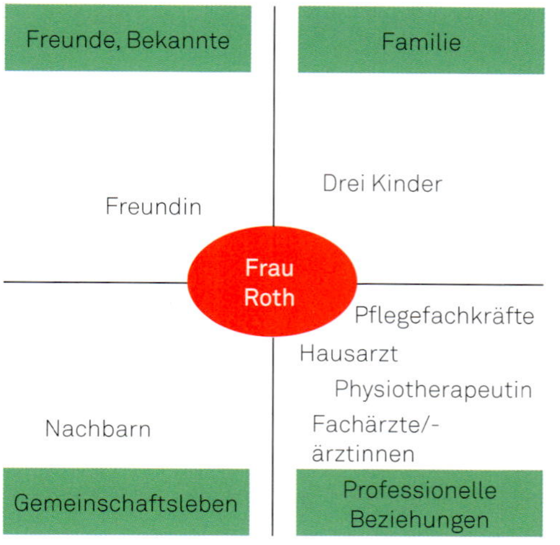

d) Personbezogene Betrachtung

Hier werden die Sichtweisen der betroffenen Person und ihrer Familie dargestellt. In den Sprechblasen sind beispielhaft wesentliche Einschätzungen und Wünsche aus der Patienten- und der Angehörigenperspektive zu lesen. Diese Inhalte werden in Abschnitt g bei der partizipativen Entscheidungsfindung und den Zielformulierungen wieder aufgenommen.

Personbezogene Betrachtung

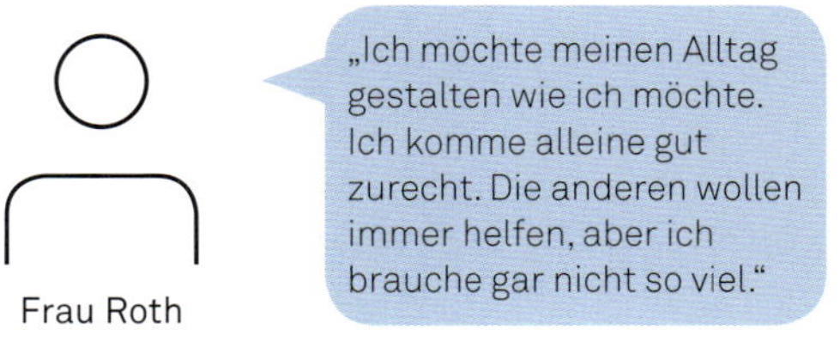

Personbezogene Betrachtung

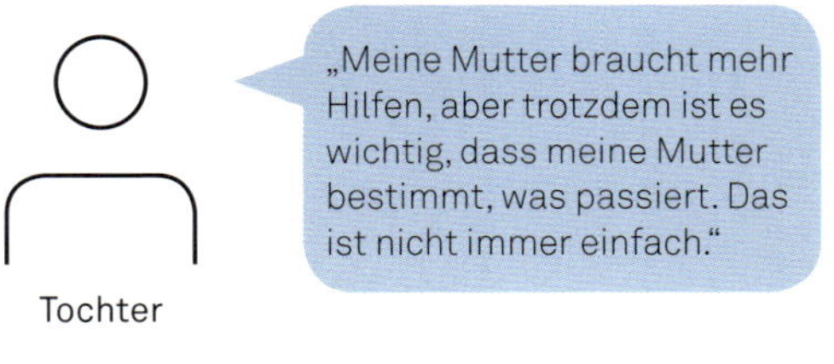

e) Interdisziplinäre Betrachtung

Hier werden die Sichtweisen der beteiligten Fachleute dargestellt. In den Sprechblasen sind beispielhaft wesentliche Einschätzungen aus deren Perspektive abgebildet. Diese Inhalte werden in Abschnitt g bei der partizipativen Entscheidungsfindung und den Zielformulierungen sowie in Abschnitt h bei den Maßnahmenplänen miteinbezogen.

Interdisziplinäre Betrachtung

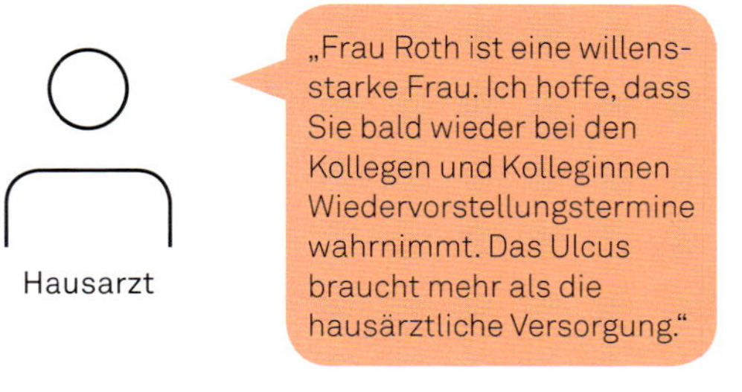

Interdisziplinäre Betrachtung

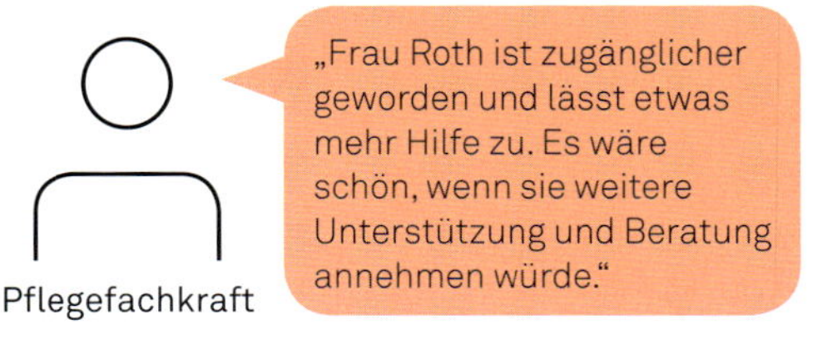

f) Wechselwirkungen am Beispiel des Kodes d450

An dieser Stelle sind *mögliche* Wechselwirkungen vorgestellt; weitere Wechselwirkungen könnten beschrieben werden. Aus Informationen über die Wechselwirkungen können Hypothesen abgeleitet werden, die Aussagen über Interventionsmaßnahmen erlauben und die im interdisziplinären Diskurs Berücksichtigung finden.

Wechselwirkungen zu d450 (Gehen):

1. Wechselwirkungen mit Körperfunktionen:
   Die Schädigungen der Lungen- und Kreislauffunktionen (b410, b415; b440) wirken sich negativ auf das (freie) Gehen aus. In Abhängigkeit von der Mobilität (Gehen, d450) wird die Herz-, Venen- und Lungenfunktion beeinflusst.
2. Wechselwirkungen mit dem Kontext:
   Der Rollator als Hilfsmittel (e120) sowie die fachlichen Beratungen und das Pflegekonzept beeinflussen die Mobilität von Frau Roth (Gehen, d450). Die Ausübung und die Einschränkungen der Mobilität beim Gehen beeinflussen umgekehrt die Hilfsmittel (e120) sowie das Therapie- und Pflegekonzept (ärztlich, pflegerisch, medikamentös) (e120, e355, e360).
3. Wechselwirkungen mit anderen Lebensbereichen:
   Einschränkungen der Mobilität beim Gehen (d450) können sich negativ auf das Gesundheitsverhalten auswirken (d570), z. B., wenn das Heranholen von Getränken erschwert ist. Ein beeinträchtigtes Gesundheitsverhalten (z. B. unzureichendes Trinken) kann sich umgekehrt auf die Mobilität auswirken.

Wechselwirkungen am Beispiel d450

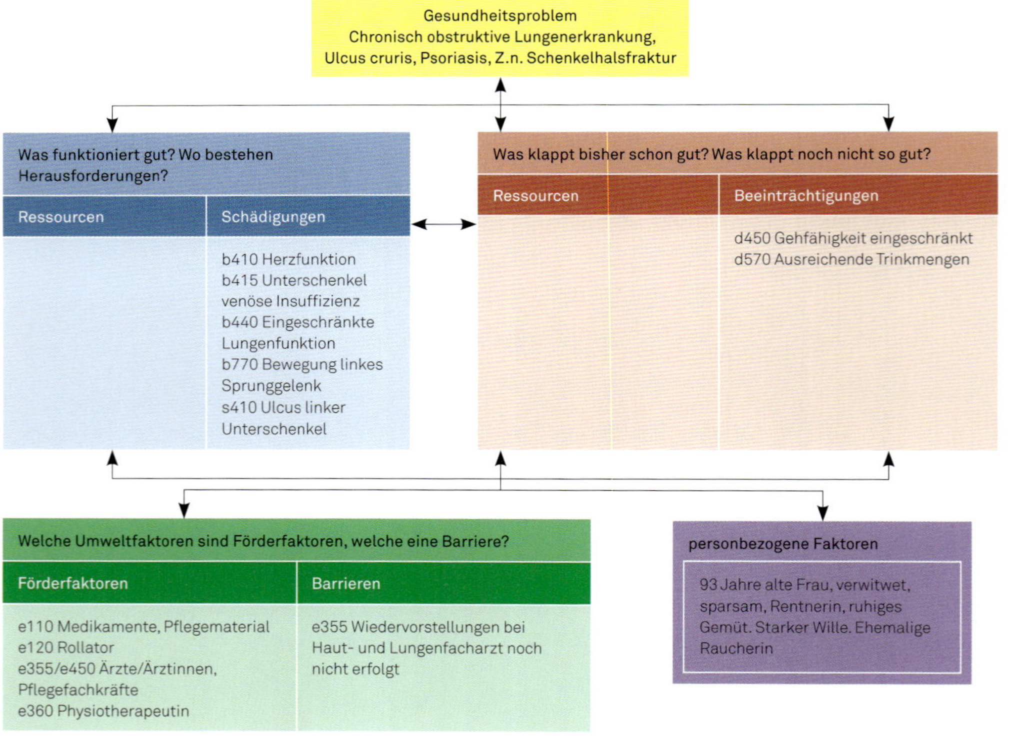

g) Partizipative Entscheidungsfindung: Zielformulierung

Die Tabelle zeigt, wie aus den Wünschen von Patient*innen und ihren Angehörigen (Sprechblasen in Abschnitt d) unter Berücksichtigung der Inhalte aus dem Fallbeispiel (Abschnitt a) sowie der fachlichen Einschätzungen in Abschnitt e (interdisziplinäre Betrachtung) smarte Ziele formuliert werden können.

Wunsch:	„Ich möchte meinen Alltag gestalten, wie ich möchte. Ich komme allein gut zurecht." „Es wäre schön, wenn sie weitere Unterstützung und Beratung annehmen würde."	„Die anderen wollen immer helfen, aber ich brauche gar nicht so viel." „Ich hoffe, dass sie bald wieder bei den Kollegen/Kolleginnen Wiedervorstellungstermine wahrnimmt. Das Ulcus braucht mehr als die hausärztliche Versorgung."
ICF-Codierung (Beschreibung):	d570 Auf die eigene Gesundheit achten	b415 Venöse Insuffizienz s410 Ulcus cruris d450 Gehen/Gehfähigkeit
(SMARTe) **Zielformulierung**:	„Frau Roth vereinbart mit den Fachkräften in den nächsten zwei Monaten ein verbindliches und individuelles Therapie- und Pflegekonzept." d570	„Frau Roth geht in sechs Monaten überwiegend schmerzfrei am Rollator." b280 d450

h) Maßnahmenpläne

Wie sollen die *smarten* Ziele im Pflege- und Praxisalltag umgesetzt werden? Hierzu werden einfache Maßnahmenpläne erstellt, mit deren Hilfe festgelegt wird, wer (welche Person oder Personen) für was (welche konkrete Aufgabe oder Aufgaben) verantwortlich ist und in welchem Zeitraum (bis wann) dies verlässlich zu erledigen ist.

Maßnahmenplan	SMARTes Ziel: „Frau Roth vereinbart mit den Fachkräften in den nächsten zwei Monaten ein verbindliches und individuelles Therapie- und Pflegekonzept." d570	
Wer ist verantwortlich?	**Was?**	**Bis wann?**
Frau Roth Pflegefachpersonal	Terminvereinbarung mit dem Hausarzt	in den nächsten 2 Wochen
Hausarzt Frau Roth Tochter Pflegefachpersonal	Hausbesuch des Hausarztes in der Häuslichkeit von Frau Roth zur Kontrolle der Wundsituation, der Kurzatmigkeit und der Unterschenkelödeme; Besprechung der Schmerzsituation	in 2–3 Wochen
Frau Roth Pflegefachpersonal	Vorschlag Beratung Ernährung mit Tochter	in 4–6 Wochen
Frau Roth Tochter Pflegefachpersonal	Beratung Trinken und Ernährung inkl. Aushändigen einer Broschüre mit der Ernährungspyramide Beratung Menüservice ein- bis zweimal wöchentlich zum Testen	in den nächsten 6–10 Wochen
Hausarzt Frau Roth Pflegefachpersonal	kommt zum routinemäßigen Hausbesuch (siehe oben), weiterer Aufbau der Vertrauensbasis, Sicherheit geben	in 8–10 Wochen

<table>
<tr><th>Maßnahmenplan</th><th colspan="2">SMARTes Ziel:
„Frau Roth geht in sechs Monaten überwiegend schmerzfrei am Rollator.“
b280
d450</th></tr>
<tr><td>Wer ist verantwortlich?</td><td>Was?</td><td>Bis wann?</td></tr>
<tr><td>Frau Roth
Pflegefachkraft</td><td>Vorschlag: mit Tochter gemeinsamen Termin vereinbaren zur allgemeinen Beratung</td><td>in den nächsten 2–4 Wochen</td></tr>
<tr><td>Frau Roth
Tochter
Pflegefachkraft</td><td>Beratung: gemeinsames Gespräch mit der Tochter in der Häuslichkeit
1. Antrag auf Höherstufung des Pflegegrades von Pflegegrad 2 auf 3
2. zusätzlicher zweiter Einsatz abends zur Hautpflege
3. Beratung über mögliche Pflegehilfsmittel
4. Beratung über hauswirtschaftliche Unterstützung
5. Planen Vorstellungen der Fachärzteschaft
6. Hausnotruf</td><td>in den nächsten 4–8 Wochen</td></tr>
<tr><td>Frau Roth
Pflegefachkraft</td><td>Evaluation des vorausgegangenen gemeinsamen Gesprächs mit Frau Roth und der Tochter und daraus geplante Veränderungen</td><td>in 8–10 Wochen</td></tr>
<tr><td>Frau Roth
Tochter</td><td>Vorstellungen bei Fachärzten/Fachärztinnen (Haut und Pulmonologie)</td><td>in 8–12 Wochen</td></tr>
<tr><td>Frau Roth
Pflegefachkraft</td><td>probeweiser Abendeinsatz insbesondere zur Haut- und Wundpflege (Umsetzen eines neuen Pflege- und Therapiekonzepts nach Facharztvorstellungen für die stark gerötete trockene Haut und die Kratzspuren)</td><td>in 10–12 Wochen</td></tr>
<tr><td>Frau Roth
Tochter
Mitarbeiter*in vom Hausnotruf</td><td>Termin bei Frau Roth zum Installieren eines Hausnotrufs</td><td>in 10–12 Wochen</td></tr>
<tr><td>Frau Roth
Tochter
Pflegefachkraft</td><td>Anvisierung eines weiteren Beratungsgesprächs bezüglich erweiterter Hilfeleistungen</td><td>in 6–9 Monaten</td></tr>
</table>

Literatur

Bart, S. (2020). Einführung in das Qualitätsmanagement. In W. Leal (Hrsg.), *Qualitätsmanagement in der Gesundheitsversorgung* (S. 7–21). Springer. https://doi.org/10.1007/978-3-662-59675-3_2

BfArM (Bundesinstitut für Arzneimittel und Medizinprodukte). (2022a). *ICD-11 – Internationale statistische Klassifikation der Krankheiten und verwandter Gesundheitsprobleme, 11. Revision. 11. Revision der ICD der WHO (ICD-11)*. Verfügbar unter https://www.bfarm.de/DE/Kodiersysteme/Klassifikationen/ICD/ICD-11/_node.html

BfArM (Bundesinstitut für Arzneimittel und Medizinprodukte). (2022b). *Klassifikationsfamilie der WHO. Familie der internationalen gesundheitsrelevanten Klassifikationen*. Verfügbar unter https://www.bfarm.de/DE/Kodiersysteme/Klassifikationen/ICD/ICD-10-WHO/Historie/klassifikationsfamilie.html

Boldt, C., Grill, E., Bartholomeyczik, S., Brach, M., Rauch, A., Eriks-Hoogland, I. & Stucki, G. (2010). Combined application of the International Classification of Functioning, Disability and Health and the NANDA-International Taxonomy II. *Journal of Advanced Nursing, 66*(8), 1885–1898. https://doi.org/10.1111/j.1365-2648.2010.05359.x

Bölte, S., Mahdi, S., Coghill, D., Shur-Fen Gau, S., Granlund, M., Holtmann, M., Karande, M., Levy, F., Rohde, L. A., Segerer, W., de Vries, P. J. & Selb, M. (2018). Standardised assessment of functioning in ADHD: Consensus on the ICF Core Sets for ADHD. *European Child & Adolescent Psychiatry, 27*(10), 1261–1281. https://doi.org/10.1007/s00787-018-1119-y

Bölte, S., Mahdi, S., de Vries, P. J., Granlund, M., Robison, J. E., Shulman, C., Swedo, S., Tonge, B., Wong, V., Zwaigenbaum, L., Segerer, W. & Selb, M. (2019). The Gestalt of functioning in autism spectrum disorder: Results of the international conference to develop final consensus International Classification of Functioning, Disability and Health core sets. *Autism, 23*(2), 449–467.

Bundesministerium für Gesundheit. (2016, 25. Oktober). *Strukturierte Informationssammlung (SIS) als Element des Strukturmodells*. Verfügbar unter https://www.bundesgesundheitsministerium.de/service/begriffe-von-a-z/s/strukturierte-informationssammlung-sis-als-element-des-strukturmodells.html

Bundesministerium für Gesundheit. (2022, 7. Juni). *Entbürokratisierung in der Pflegedokumentation*. Verfügbar unter https://www.bundesgesundheitsministerium.de/themen/pflege/entbuerokratisierung.html

Coulter, A. (2019). *Gemeinsame Entscheidungsfindung. Ein Überblick zum Stand der Umsetzung in neun Ländern*. Bertelsmann Stiftung.

Deutscher Pflegerat. (2015). *Deutscher Pflegerat unterstützt das Strukturmodell zur Effizienzsteigerung der Pflegedokumentation in der ambulanten und der stationären Langzeitpflege* (Positionspapier). Verfügbar unter http://deutscher-pflegerat.de/2015/01/09/der-dpr-unterstuetzt-das-strukturmodell-zur-effizienzsteigerung-der-pflegedokumentation-in-der-ambulanten-und-der-stationaeren-langzeitpflege/

Deutsches Medizinrechenzentrum GmbH. (2023). *Strukturmodell und Strukturierte Informationssammlung (SIS)*. Zugriff am 12. Juni 2023, unter https://www.dmrz.de/wissen/lexikon/s/strukturmodell-und-strukturierte-informationssammlung-sis.

DIMDI (Deutsches Institut für Medizinische Dokumentation und Information) (Hrsg.). (2005). *ICF: Internationale Klassifikation der Funktionsfähig-*

keit, Behinderung und Gesundheit. MMI, Med. Medien-Informations-GmbH.

Doenges, M.E., Moorhouse, M.F. & Murr, A.C. (2018). *Pflegediagnosen und Pflegemaßnahmen* (6., vollständig überarbeitete u. erweiterte Aufl.). Hogrefe. https://doi.org/10.1024/85831-000

Fiechter, V. & Meier, M. (1998). *Pflegeplanung. Eine Anleitung für die Anwendung und Dokumentation des Pflegeprozesses in der Praxis*. Recom.

Florin, J., Strandberg, E., Jansson, I., Ehrenberg, A. & Björvell, C. (2021). A comparison between the ICNP and the ICF for expressing nursing content in the electronic health record. *International Journal of Medical Informatics, 154*, Article 104544. https://doi.org/10.1016/j.ijmedinf.2021.104544

Georg, J. & Abderhalden, C. (2018). Pflegediagnosen – Gegenstand und Hintergründe. In M.E. Doenges, M.F. Moorhouse & A.C. Murr, *Pflegediagnosen und Pflegemaßnahmen* (6., vollständig überarbeitete u. erweiterte Aufl.; S. 89–118). Hogrefe.

Goossens, B., Sevenants, A., Declercq, A. & van Audenhove, C. (2020). Improving shared decision-making in advance care planning: Implementation of a cluster randomized staff intervention in dementia care. *Patient Education and Counseling, 103*(4), 839–847. https://doi.org/10.1016/j.pec.2019.11.024

Grampp, G. (2019). *Die ICF verstehen und nutzen* (3. Aufl.). Balance.

Hoehl, M. & Kullick, P. (2019). *Gesundheits- und Kinderkrankenpflege* (5., aktualisierte Aufl.). Georg Thieme. https://doi.org/10.1055/b-006-163248

Hollenweger, J. (Hrsg.). (2017). *ICF-CY: Internationale Klassifikation der Funktionsfähigkeit, Behinderung und Gesundheit bei Kindern und Jugendlichen* (2., korrigierte Aufl.). Hogrefe.

Huang, S.W., Chen, Y.W., Escorpizo, R., Liao, C.D. & Liou, T.H. (2021). Development International Classification of Functioning, Disability and Health Core Set for Post Total Knee Replacement Rehabilitation Program: Delphi-Based Consensus Study in Taiwan. *International Journal of Environmental Research and Public Health, 18*(4), Article 1630. https://doi.org/10.3390/ijerph18041630

ICF Research Branch. (2023). *ICF Core Set for Diabetes Mellitus*. Available from https://www.icf-research-branch.org/images/ICF%20Core%20Sets%20Download/Comprehensive_and_Brief_ICF_Core_Sets_Diabetes_Mellitus.pdf

Kasper, J., Stensdal, L.A., Kienlin, S., Eiring, Ø., Neset, T., Andersen-Hollekim, T. & Fog Heen, A. (2022). New status report from Norway: Implementation of patient involvement in Norwegian health care. *Zeitschrift für Evidenz, Fortbildung und Qualität im Gesundheitswesen, 171*, 105–112. https://doi.org/10.1016/j.zefq.2022.04.021

Messer, M. (2018). *Patientenpartizipation aus Sicht der Pflege. Eine Analyse der häuslichen Versorgung von Menschen mit Multimorbidität*. Beltz Juventa.

Mukaino, M., Prodinger, B., Yamada, S., Senju, Y., Izumi, S.I., Sonoda, S., Selb, M., Saitoh, E. & Stucki, G. (2020). Supporting the clinical use of the ICF in Japan – development of the Japanese version of the simple, intuitive descriptions for the ICF Generic-30 set, its operationalization through a rating reference guide, and interrater reliability study. *BMC Health Services Research, 20*(1), Article 66.

Müller, M. (2018). Die Internationale Klassifikation von Funktionsfähigkeit, Behinderung und Gesundheit (ICF) – Ein nützliches Instrument für die Pflegewissenschaft? *Pflege, 31*(6), 289–290. https://doi.org/10.1024/1012-5302/a000644

Müller, M., Boldt, B., Grill, E., Strobl, R. & Stucki, G. (2008). Identification of ICF categories relevant for nursing in the situation of acute and early post-acute rehabilitation. *BMC Nursing, 7*, 3. https://doi.org/10.1186/1472-6955-7-3

Müller Staub, M., Schalek, K. & König, P. (Hrsg.). (2017). *Pflegeklassifikationen. Anwendung in Praxis, Bildung und elektronischer Pflegedokumentation*. Hogrefe.

Nuño, L., Guilera, G., Rojo, E., Gómez-Benito, J. & Barrios, M. (2021). An integrated account of expert perspectives on functioning in schizophrenia. *Journal of Clinical Medicine, 10*(18), 4223. https://doi.org/10.3390/jcm10184223

Pan, H., Ding, S., Liu, X., Zou, Z., Xu, Q. & Ye, Z. (2021). Analysis of nursing assessment terminology for neurological conditions and its cross-mapping with the International Classification of Functioning, Disability and Health (ICF): A multicentre cross-sectional study. *Nursing Open, 8*(5), 2686–2695. https://doi.org/10.1002/nop2.825

Ruof, J., Cieza, A., Wolff, B., Angst, F., Ergeletzis, D., Omar, Z., Kostanjsek, N. & Stucki, G. (2004). ICF Core Sets for Diabetes Mellitus. *Journal of Rehabilitation Medicine, Suppl. 44*, 100–106.

Schaumberg, T. & Seidel, A. (2017a). Der Behinderungsbegriff des Bundesteilhabegesetzes – ein überflüssiger Paradigmenwechsel? Teil 1. *Die Sozialgerichtsbarkeit, 10*, 572–578. https://doi.org/10.37307/j.1864-8029.2017.10.08

Schaumberg, T. & Seidel, A. (2017b). Der Behinderungsbegriff des Bundesteilhabegesetzes – ein überflüssiger Paradigmenwechsel? Teil 2. *Die Sozialgerichtsbarkeit, 10*, 618–626. https://doi.org/10.37307/j.1864-8029.2017.10.08

Schiariti, V., Sauve, K., Klassen, A.F., O'Donnell, M., Cieza, A. & Mâsse, L.C. (2014). ‚He does not see himself as being different': The perspectives of children and caregivers on relevant areas of functioning in cerebral palsy. *Developmental Medicine and Child Neurology, 56*(9), 853–861. https://doi.org/10.1111/dmcn.12472

Schuntermann, M.F. (2009). *Einführung in die ICF. Grundkurs – Übungen – offene Fragen*. Ecomed Medizin.

Seidel, A. (2015). Theoretische und praktische Aspekte für die Anwendung der ICF-CY in der Neuropädiatrie. *Neuropädiatrie in Klinik und Praxis, 14*(3), 1–8.

Seidel, A. & Schneider, S. (2021). *Praxishandbuch ICF-orientierte Bedarfsermittlung* (2. Aufl.). Beltz Juventa.

Seidel, A. & Simon, L. (2014). Funktion und Bedeutung der ICF-CY in der Praxis der Interdisziplinären Frühförderung in Deutschland. *Sonderpädagogische Förderung, 2*, 136–149.

Teuwen, C., van der Burgt, S., Kusurkar, R., Schreurs, H., Daelmans, H. & Peerdeman, S. (2022). How does interprofessional education influence students' perceptions of collaboration in the clinical setting? A qualitative study. *BMC Medical Education, 22*, 325. https://doi.org/10.1186/s12909-022-03372-0

UN-BRK (Übereinkommen der Vereinten Nationen über die Rechte von Menschen mit Behinderung). (2008). *Die UN-Behindertenrechtskonvention. Amtliche, gemeinsame Übersetzung von Deutschland, Österreich, Schweiz und Liechtenstein*. Verfügbar unter https://www.institut-fuer-menschenrechte.de/fileadmin/Redaktion/PDF/DB_Menschenrechtsschutz/CRPD/CRPD_Konvention_und_Fakultativprotokoll.pdf

Vargus-Adams, J.N. & Majnemer, A. (2014). International Classification of Functioning, Disability and Health (ICF) as a Framework for Change: Revolutionizing rehabilitation. *Journal of Child Neurology, 29*(8), 1030–1035. https://doi.org/10.1177/0883073814533595

Wakefield, D., Bayly, J., Selman, L.E., Firth, A.M., Higginson, I.J. & Murtagh, F.E. (2018). Patient empowerment, what does it mean for adults in the advanced stages of a life-limiting illness: A systematic review using critical interpretive synthesis. *Palliative Medicine, 32*(8), 1288–1304. https://doi.org/10.1177/0269216318783919

WHO (World Health Organization). (2001). *International Classification of Functioning, Disability and Health: ICF*. WHO.

WHO (World Health Organization). (2007). *International Classification of Functioning, Disability and Health. Children & Youth Version: ICF-CY*. WHO.

WHO (World Health Organization). (2011). *International Statistical Classification of Diseases and Related Health Problems. 10th revision*. WHO.

Zhang, Y., Meng, X., Shen, Y., Xie, J., Yu, X., Wang, Q. & Wang, L. (2021). The reliability and validity of the brief ICF Core Set in patients with chronic obstructive pulmonary disease. *International Journal of Chronic Obstructive Pulmonary Disease, 16*, 2077–2087. https://doi.org/10.2147/COPD.S306410

Autor*innenverzeichnis

Manuela Malek ist wissenschaftliche Mitarbeiterin am Lehrstuhl für Pflegewissenschaft an der Universität Witten/Herdecke, examinierte Gesundheits- und Kinderkrankenpflegerin und in der Lehre tätig.

Ingrid Nickel ist seit über 20 Jahren in der ambulanten Pflege als examinierte Krankenschwester in Wuppertal tätig, davon seit acht Jahren als stellvertretende Pflegedienstleitung. Sie ist zusätzlich qualifiziert als Wundexpertin nach ICW und Palliative Care.

Prof. Dr. med. Andreas Seidel lehrt an der Hochschule Nordhausen in den Studiengängen der Sozialen Arbeit (B.A. und M.A.), Heilpädagogik (B.A.) sowie Transdisziplinäre Frühförderung (M.A.).

Sachwortverzeichnis